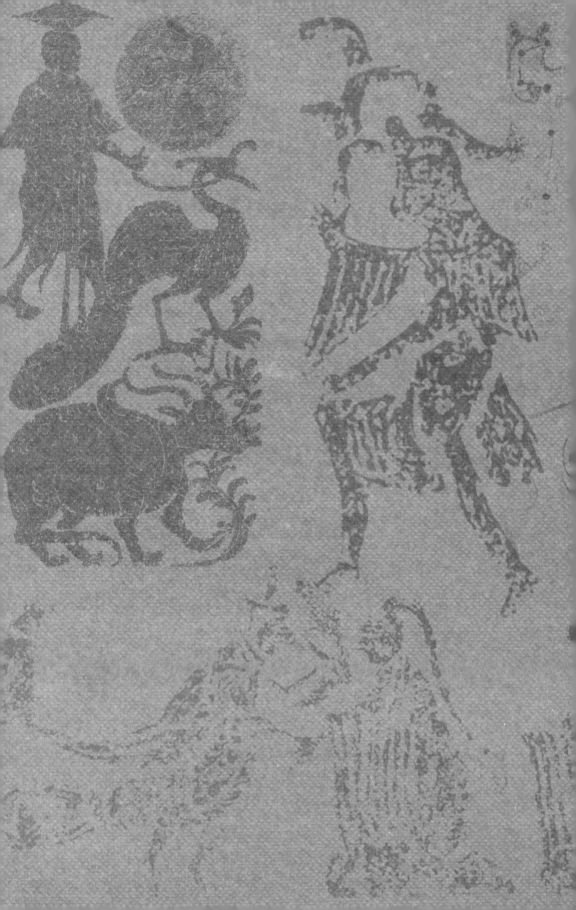

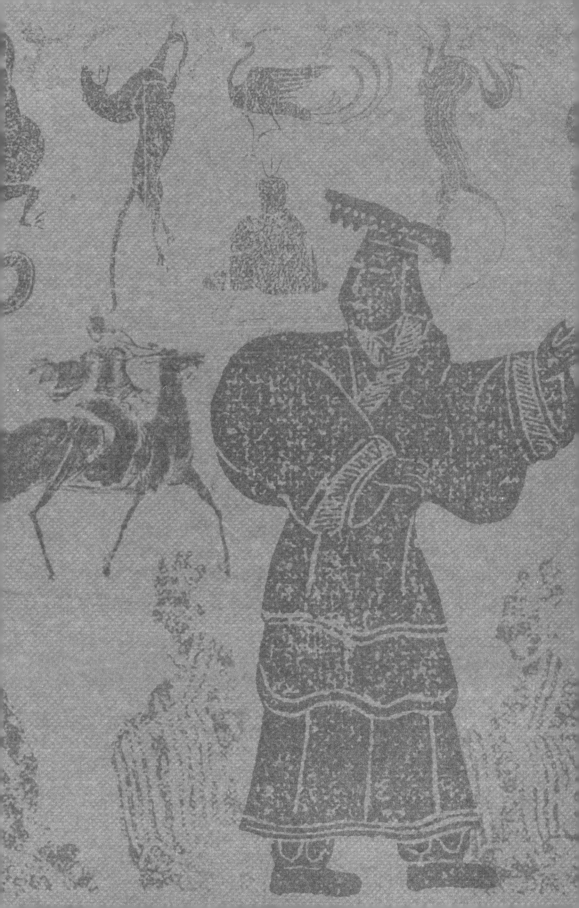

中国古医籍整理丛书

药　征

[日] 吉益为则　著

陆　翔　郜　峦　王旭光　许仕海　校注

中国中医药出版社

·北　京·

图书在版编目（CIP）数据

药征/（日）吉益为则著；陆翔等校注. —北京：中国中医药出版社，2016.11（2019.12重印）

（中国古医籍整理丛书）

ISBN 978 – 7 – 5132 – 3578 – 5

Ⅰ. ①药… Ⅱ. ①吉… ②陆… Ⅲ. ①本草 – 汇编 – 日本 Ⅳ. ①R281.3

中国版本图书馆 CIP 数据核字（2016）第 197042 号

中 国 中 医 药 出 版 社 出 版
北京经济技术开发区科创十三街31号院二区8号楼
邮政编码 100176
传真 010 64405750
保定市中画美凯印刷有限公司印刷
各地新华书店经销

*

开本 710×1000 1/16 印张 8.5 字数 55 千字
2016 年 11 月第 1 版 2019 年 12 月第 2 次印刷
书 号 ISBN 978 – 7 – 5132 – 3578 – 5

*

定价 28.00 元
网址 www.cptcm.com

国家中医药管理局
中医药古籍保护与利用能力建设项目
组织工作委员会

主 任 委 员 王国强

副 主 任 委 员 王志勇 李大宁

执 行 主 任 委 员 曹洪欣 苏钢强 王国辰 欧阳兵

执行副主任委员 李 昱 武 东 李秀明 张成博

委 员

各省市项目组分管领导和主要专家

（山东省）武继彪 欧阳兵 张成博 贾青顺

（江苏省）吴勉华 周仲瑛 段金廒 胡 烈

（上海市）张怀琼 季 光 严世芸 段逸山

（福建省）阮诗玮 陈立典 李灿东 纪立金

（浙江省）徐伟伟 范永升 柴可群 盛增秀

（陕西省）黄立勋 呼 燕 魏少阳 苏荣彪

（河南省）夏祖昌 刘文第 韩新峰 许敬生

（辽宁省）杨关林 康廷国 石 岩 李德新

（四川省）杨殿兴 梁繁荣 余曙光 张 毅

各项目组负责人

王振国（山东省） 王旭东（江苏省） 张如青（上海市）

李灿东（福建省） 陈勇毅（浙江省） 焦振廉（陕西省）

蔡永敏（河南省） 鞠宝兆（辽宁省） 和中浚（四川省）

前言

中医药古籍是传承中华优秀文化的重要载体，也是中医学传承数千年的知识宝库，凝聚着中华民族特有的精神价值、思维方法、生命理论和医疗经验，不仅对于传承中医学术具有重要的历史价值，更是现代中医药科技创新和学术进步的源头和根基。保护和利用好中医药古籍，是弘扬中国优秀传统文化、传承中医学术的必由之路，事关中医药事业发展全局。

1949 年以来，在政府的大力支持和推动下，开展了系统的中医药古籍整理研究。1958 年，国务院科学规划委员会古籍整理出版规划小组在北京成立，负责指导全国的古籍整理出版工作。1982 年，国务院古籍整理出版规划小组召开全国古籍整理出版规划会议，制定了《古籍整理出版规划（1982—1990）》，卫生部先后下达了两批 200 余种中医古籍整理任务，掀起了中医古籍整理研究的新高潮，对中医文化与学术的弘扬、传承和发展，发挥了极其重要的作用，产生了不可估量的深远影响。

2007 年《国务院办公厅关于进一步加强古籍保护工作的意见》明确提出进一步加强古籍整理、出版和研究利用，以及

"保护为主、抢救第一、合理利用、加强管理"的方针。2009年《国务院关于扶持和促进中医药事业发展的若干意见》指出，要"开展中医药古籍普查登记，建立综合信息数据库和珍贵古籍名录，加强整理、出版、研究和利用"。《中医药创新发展规划纲要（2006—2020）》强调继承与创新并重，推动中医药传承与创新发展。

2003~2010年，国家财政多次立项支持中国中医科学院开展针对性中医药古籍抢救保护工作，在中国中医科学院图书馆设立全国唯一的行业古籍保护中心，影印抢救濒危珍本、孤本中医古籍1640余种；整理发布《中国中医古籍总目》；遴选351种孤本收入《中医古籍孤本大全》影印出版；开展了海外中医古籍目录调研和孤本回归工作，收集了11个国家和2个地区137个图书馆的240余种书目，基本摸清流失海外的中医古籍现状，确定国内失传的中医药古籍共有220种，复制出版海外所藏中医药古籍133种。2010年，国家财政部、国家中医药管理局设立"中医药古籍保护与利用能力建设项目"，资助整理400余种中医药古籍，并着眼于加强中医药古籍保护和研究机构建设，培养中医古籍整理研究的后备人才，全面提高中医药古籍保护与利用能力。

在此，国家中医药管理局成立了中医药古籍保护和利用专家组和项目办公室，专家组负责项目指导、咨询、质量把关，项目办公室负责实施过程的统筹协调。专家组成员对古籍整理研究具有丰富的经验，有的专家从事古籍整理研究长达70余年，深知中医药古籍整理研究的重要性、艰巨性与复杂性，履行职责认真务实。专家组从书目确定、版本选择、点校、注释等各方面，为项目实施提供了强有力的专业指导。老一辈专家的学术水平和智慧，是项目成功的重要保证。项目承担单位山东中医药大学、南京中医药大学、上海中医药大学、福建中医药大学、浙江省中医药研究院、陕西省中医药研究院、河南省中医药研究院、辽宁中医药大学、成都中医药大学及所在省市中医药管理部门精心组织，充分发挥区域间互补协作的优势，并得到承担项目出版工作的中国中医药出版社大力配合，全面推进中医药古籍保护与利用网络体系的构建和人才队伍建设，使一批有志于中医学术传承与古籍整理工作的人才凝聚在一起，研究队伍日益壮大，研究水平不断提高。

本着"抢救、保护、发掘、利用"的理念，该项目重点选择近60年未曾出版的重要古医籍，综合考虑所选古籍的保护价值、学术价值和实用价值。400余种中医药古籍涵盖了医经、基础理论、诊法、伤寒金匮、温病、本草、方书、内科、外科、女科、儿科、伤科、眼科、咽喉口齿、针灸推拿、养生、医案医话医论、医史、临证综合等门类，跨越唐、宋、金元、明以迄清末。全部古籍均按照项目办公室组织完成的行业标准《中医古籍整理规范》及《中医药古籍整理细则》进行整理校注，绝大多数中医药古籍是第一次校注出版，一批孤本、稿本、抄本更是首次整理面世。对一些重要学术问题的研究成果，则集中收录于各书的"校注说明"或"校注后记"中。

"既出书又出人"是本项目追求的目标。近年来，中医药古籍整理工作形势严峻，老一辈逐渐退出，新一代普遍存在整理研究古籍的经验不足、专业思想不坚定等问题，使中医古籍整理面临人才流失严重、青黄不接的局面。通过本项目实施，搭建平台，完善机制，培养队伍，提升能力，经过近5年的建设，锻炼了一批优秀人才，老中青三代齐聚一堂，有效地稳定了研究队伍，为中医药古籍整理工作的开展和中医文化与学术的传承提供必备的知识和人才储备。

本项目的实施与《中国古医籍整理丛书》的出版，对于加强中医药古籍文献研究队伍建设、建立古籍研究平台，提高古籍整理水平均具有积极的推动作用，对弘扬我国优秀传统文化，推进中医药继承创新，进一步发挥中医药服务民众的养生保健与防病治病作用将产生深远影响。

第九届、第十届全国人大常委会副委员长许嘉璐先生，国家卫生计生委副主任、国家中医药管理局局长、中华中医药学会会长王国强先生，我国著名医史文献专家、中国中医科学院马继兴先生在百忙之中为丛书作序，我们深表敬意和感谢。

由于参与校注整理工作的人员较多，水平不一，诸多方面尚未臻完善，希望专家、读者不吝赐教。

国家中医药管理局中医药古籍保护与利用能力建设项目办公室
二〇一四年十二月

许 序

　　"中医"之名立，迄今不逾百年，所以冠以"中"字者，以别于"洋"与"西"也。慎思之，明辨之，斯名之出，无奈耳，或亦时人不甘泯没而特标其犹在之举也。

　　前此，祖传医术（今世方称为"学"）绵延数千载，救民无数；华夏屡遭时疫，皆仰之以度困厄。中华民族之未如印第安遭染殖民者所携疾病而族灭者，中医之功也。

　　医兴则国兴，国强则医强。百年运衰，岂但国土肢解，五千年文明亦不得全，非遭泯灭，即蒙冤扭曲。西方医学以其捷便速效，始则为传教之利器，继则以"科学"之冕畅行于中华。中医虽为内外所夹击，斥之为蒙昧，为伪医，然四亿同胞衣食不保，得获西医之益者甚寡，中医犹为人民之所赖。虽然，中国医学日益陵替，乃不可免，势使之然也。呜呼！覆巢之下安有完卵？

　　嗣后，国家新生，中医旋即得以重振，与西医并举，探寻结合之路。今也，中华诸多文化，自民俗、礼仪、工艺、戏曲、历史、文学，以至伦理、信仰，皆渐复起，中国医学之兴乃属必然。

迄今中医犹为国家医疗系统之辅，城市尤甚。何哉？盖一则西医赖声、光、电技术而于 20 世纪发展极速，中医则难见其进。二则国人惊羡西医之"立竿见影"，遂以为其事事胜于中医。然西医已自觉将入绝境：其若干医法正负效应相若，甚或负远逾于正；研究医理者，渐知人乃一整体，心、身非如中世纪所认定为二对立物，且人体亦非宇宙之中心，仅为其一小单位，与宇宙万象万物息息相关。认识至此，其已向中国医学之理念"靠拢"矣，虽彼未必知中国医学何如也。唯其不知中国医理何如，纯由其实践而有所悟，益以证中国之认识人体不为伪，亦不为玄虚。然国人知此趋向者，几人？

国医欲再现宋明清高峰，成国中主流医学，则一须继承，一须创新。继承则必深研原典，激清汰浊，复吸纳西医及我藏、蒙、维、回、苗、彝诸民族医术之精华；创新之道，在于今之科技，既用其器，亦参照其道，反思己之医理，审问之，笃行之，深化之，普及之，于普及中认知人体及环境古今之异，以建成当代国医理论。欲达于斯境，或需百年欤？予恐西医既已醒悟，若加力吸收中医精粹，促中医西医深度结合，形成 21 世纪之新医学，届时"制高点"将在何方？国人于此转折之机，能不忧虑而奋力乎？

予所谓深研之原典，非指一二习见之书、千古权威之作；就医界整体言之，所传所承自应为医籍之全部。盖后世名医所著，乃其秉诸前人所述，总结终生行医用药经验所得，自当已成今世、后世之要籍。

盛世修典，信然。盖典籍得修，方可言传言承。虽前此 50 余载已启医籍整理、出版之役，惜旋即中辍。阅 20 载再兴整理、出版之潮，世所罕见之要籍千余部陆续问世，洋洋大观。

今复有"中医药古籍保护与利用能力建设"之工程，集九省市专家，历经五载，董理出版自唐迄清医籍，都400余种，凡中医之基础医理、伤寒、温病及各科诊治、医案医话、推拿本草，俱涵盖之。

噫！璐既知此，能不胜其悦乎？汇集刻印医籍，自古有之，然孰与今世之盛且精也！自今而后，中国医家及患者，得览斯典，当于前人益敬而畏之矣。中华民族之屡经灾难而益蕃，乃至未来之永续，端赖之也，自今以往岂可不后出转精乎？典籍既蜂出矣，余则有望于来者。

谨序。

第九届、十届全国人大常委会副委员长

许嘉璐

二〇一四年冬

王 序

中医学是中华民族在长期生产生活实践中，在与疾病作斗争中逐步形成并不断丰富发展的医学科学，是中国古代科学的瑰宝，为中华民族的繁衍昌盛作出了巨大贡献，对世界文明进步产生了积极影响。时至今日，中医学作为我国医学的特色和重要医药卫生资源，与西医学相互补充、相互促进、协调发展，共同担负着维护和促进人民健康的任务，已成为我国医药卫生事业的重要特征和显著优势。

中医药古籍在存世的中华古籍中占有相当重要的比重，不仅是中医学术传承数千年最为重要的知识载体，也是中医为中华民族繁衍昌盛发挥重要作用的历史见证。中医药典籍不仅承载着中医的学术经验，而且蕴含着中华民族优秀的思想文化，凝聚着中华民族的聪明智慧，是祖先留给我们的宝贵物质财富和精神财富。加强对中医药古籍的保护与利用，既是中医学发展的需要，也是传承中华文化的迫切要求，更是历史赋予我们的责任。

2010 年，国家中医药管理局启动了中医药古籍保护与利用能力建设项目。这既是传承中医药的重要工程，也是弘扬优秀民族文化的重要举措，不仅能够全面推进中医药的有效继承和创新发展，为维护人民健康做出贡献，也能够彰显中华民族的璀璨文化，为实现中华民族伟大复兴的中国梦作出贡献。

相信这项工作一定能造福当今，嘉惠后世，福泽绵长。

国家卫生和计划生育委员会副主任

国家中医药管理局局长

中华中医药学会会长

王国强

二〇一四年十二月

王
序

二

马 序

　　新中国成立以来，党和国家高度重视中医药事业发展，重视古籍的保护、整理和研究工作。自 1958 年始，国务院先后成立了三届古籍整理出版规划小组，分别由齐燕铭、李一氓、匡亚明担任组长，主持制订了《整理和出版古籍十年规划（1962—1972）》《古籍整理出版规划（1982—1990）》《中国古籍整理出版十年规划和"八五"计划（1991—2000）》等，而第三次规划中医药古籍整理即纳入其中。1982 年 9 月，卫生部下发《1982—1990 年中医古籍整理出版规划》，1983 年 1 月，中医古籍整理出版办公室正式成立，保证了中医古籍整理出版规划的实施。2002 年 2 月，《国家古籍整理出版"十五"（2001—2005）重点规划》经新闻出版署和全国古籍整理出版规划领导小组批准，颁布实施。其后，又陆续制定了国家古籍整理出版"十一五"和"十二五"重点规划。国家财政多次立项支持中国中医科学院开展针对性中医药古籍抢救保护工作，文化部在中国中医科学院图书馆专门设立全国唯一的行业古籍保护中心，国家先后投入中医药古籍保护专项经费超过 3000 万元，影印抢救濒危珍、善、孤本中医古籍 1640 余种，开展了海外中医古籍目录调研和孤本回归工作。2010 年，国家财政部、国家中医药管理局安排国家公共卫生专项资金，设立了"中医药古籍保护与利用能力建设项目"，这是继 1982~1986 年第一批、第二批重要中医药古籍整理之后的又一次大规模古籍整理工程，重点整理新中国成立后未曾出版的重要古籍，目标是形成并普及规范的通行本、传世本。

为保证项目的顺利实施，项目组特别成立了专家组，承担咨询和技术指导，以及古籍出版之前的审定工作。专家组中的许多成员虽逾古稀之年，但老骥伏枥，孜孜不倦，不仅对项目进行宏观指导和质量把关，更重要的是通过古籍整理，以老带新，言传身教，培养一批中医药古籍整理研究的后备人才，促进了中医药古籍保护和研究机构建设，全面提升了我国中医药古籍保护与利用能力。

作为项目组顾问之一，我深感中医药古籍保护、抢救与整理工作的重要性和紧迫性，也深知传承中医药古籍整理经验任重而道远。令人欣慰的是，在项目实施过程中，我看到了老中青三代的紧密衔接，看到了大家的坚持和努力，看到了年轻一代的成长。相信中医药古籍整理工作的将来会越来越好，中医药学的发展会越来越好。

欣喜之余，以是为序。

中国中医科学院研究员

马继兴

二〇一四年十二月

校注说明

《药征》三卷，日本著名汉方医古方派医家吉益为则著。吉益为则（1702—1773），字公言，通称周助，号东洞。其在学术上颇多建树，著作亦多，是继室町时代的永田德本，江户时代的名古屋玄医、后藤艮山、香川修庵之后，大力倡导仲景学说，以复古为己任的中流砥柱和代表人物。

据《中国中医古籍总目》所提供的国内版本馆藏线索，对该书国内馆藏版本进行了逐一考证，发现现存《药征》的众多刻本实际是使用同一刻板在不同时间翻印发行，诸本正文版式、文字均无二致，后世其他抄本和铅印本均以此版内容为准制作。国外见日本早稻田大学图书馆馆藏该书天明五年（1785）的刊本，全书书影可获得，因此，本次整理以日本早稻田大学图书馆日本天明五年乙巳（1785）平安书林斯文堂刊本为底本。

由于无可用的对校版本，整理中主要采用他校、本校、理校。以书中引用的《伤寒论》《金匮要略方论》《备急千金要方》《新修本草》《本草经集注》《重修政和经史证类备用本草》《外台秘要》《药性论》《药类法象》《黄帝内经素问校注》《本草纲目》等书的通行本为他校本。

主要校注原则如下：

1. 繁体字竖排改为简体字横排，并加标点。

2. 用以代表上下文的"右""左"径改为"上""下"。

3. 异体字、俗字径改，不出校。

4. 古字、通假字保留原字，不常见者于首见处出注说明。

5. 因写刻致误的明显错别字径改，不出校。

6. 原书目录在每卷之前，今一并置于正文之前。

序

　　《书》曰："若药弗瞑眩，厥疾弗瘳①"。《周官》曰："医师掌医之政令，聚毒药，共医事。"由是观之，药，毒也。而病，毒也。药毒而攻病毒，所以瞑眩者也。而考本草，有毒者有焉，无毒者有焉，为养者有之，不养者有之。于是人大惑焉。世远人泯经毁，虽欲正之，末由也已②。今之所赖也，天地人耳。夫有天地，则有万物焉；有万物，则有毒之能也；有人，则病与不而有焉，是古今之所同也。从其所同，而正其所异也。孰乎不可正哉？扁鹊之法，以试其方也。药之瞑眩，厥疾乃瘳。若其养与不养邪，本草之云，终无其验焉，故从事于扁鹊之法，以试其方，四十年于兹。以量之多少，知其所主治也；视病所在，知其所旁治也；参互而考之，以知其征。于是始之所惑也，粲然③明矣。凡攻疾之具，则药皆毒，而疾医之司也；养精之备，则辨有毒无毒，而食医之职也。食者常也，疾者变也。吾党之小子，常之与变，不可混而为一矣。而本草也混而一之，乃所以不可取也。不可取乎，则其方也规矩准绳，是故扁鹊之法，以试其方之功，而审其药之所主治也；次举其考之征，以实其所主治也；次之以方之无征者，参互而考之；次之以古今误其药功者，引古训而辨之；次举其品物，以辨真伪，名曰

---

　　① 药弗瞑（mián 眠）眩厥疾弗瘳（chōu 抽）：语出《尚书·说命上》。指用药后不出现头晕目眩的反应，疾病就不能很快痊愈。

　　② 虽欲正之末由也已：《论语·子罕》作"虽欲从之，末由也已"。末由，无由。

　　③ 粲（càn 灿）然：形容清楚明白。

《药征》也。犹之一物也，异其用，则异其功。是以养其生者，随其所好恶；攻其疾者，不避其所好恶。故食医之道，主养其精也。故撰有毒无毒，而随其所好恶也。疾医之道，主攻其疾也，故药皆毒而不避其所好恶也。而为医者不辨之，混而为一，疾医之道，所以绝也。夫古今不异者，天地人也。古今异者，论之说也。以其不异，以正其异，不异则不异，异则异也。譬如人君用人，率材则功，违材则无功矣。一物无异功，用异则功异。用养生乎？用攻疾乎？养生随其所好恶，攻疾不避其所好恶。不知其法，焉得其正？其法既已建，而后以其不异，以正其异，不异则不异，异则异。《诗》曰"伐柯伐柯，其则不远"①，是之谓也。盖今之为医之论药也，以阴阳五行，疾医之论药也，唯在其功耳。故不异则不异，异则异。然则治疾如之何，匪攻不克；养生如之何，匪性不得。吾党之小子，勿眩于论之说，以失其功实云尔。

明和八年②中秋之月日本艺阳吉益为则题

---

① 伐柯伐柯其则不远：语出《诗·豳风·伐柯》。伐柯，比喻遵循一定的原则。

② 明和八年：即 1771 年。明和，日本年号。

目 录

上　卷

石　膏

主治烦渴也。旁治谵语，烦躁，身热。

考　征

白虎汤证曰：谵语，遗尿。

白虎加人参汤证曰：大烦渴。

白虎加桂枝汤证曰：身无寒，但热。

以上三方，石膏皆一斤。

越婢汤证曰：不渴，续自汗出，无大热。不渴，非全不渴之谓；无大热，非全无大热之谓也。说在《外传》① 中。

麻黄杏仁甘草石膏汤证不具也。说在《类聚方》②。

以上二方，石膏皆半斤。大青龙汤证曰：烦躁。

木防己汤证不具也。说在《类聚方》③。

以上二方，石膏皆鸡子大也。为则按：鸡子大，即半

---

① 外传：此书在吉益氏著作中未见，何书不详。

② 说在类聚方：出自吉益氏所著《类聚方》：麻黄四两，杏仁五十个，甘草二两，石膏半斤。上四味，以水七升，先煮麻黄，减二升，去上沫，内诸药，煮取二升，去滓，温服一升。发汗后，不可更行桂枝汤。汗出而喘，无大热者。《金匮》"发汗后"作"下后"。为则按：当有烦渴证。

③ 说在类聚方：出自吉益氏所著《类聚方》：木防己三两，石膏鸡子大，桂枝二两，人参四两。上四味，以水六升，煮取二升，分温再服。膈间支饮，其人喘满，心下痞坚，面色黧黑，其脉沉紧，得之数十日，医吐下之，不愈，木防己汤主之。虚者即愈，实者三日复发，复与；不愈者，宜木防己汤去石膏加茯苓芒消汤主之。为则按：当有烦渴证。

斤也。木防已汤，石膏或为三枚，或为十二枚，其分量难得而知焉。今从旁例，以为鸡子大也。

上历观此诸方，石膏主治烦渴也明矣。凡病烦躁者，身热者，谵语者，及发狂者，齿痛者，头痛者，咽痛者，其有烦渴之证也，得石膏而其效核焉。

互　考

《伤寒论》曰：伤寒脉浮，发热无汗，其表不解者，不可与白虎汤。渴欲饮水，无表证者，白虎加人参汤主之。为则按：上云不可与白虎汤，下云白虎加人参汤主之。上下恐有错误也。于是考诸《千金方》，揭《伤寒论》之全文，而白虎加人参汤作白虎汤是也，今从之。《伤寒论》中白虎汤之证不具也，《千金方》举其证也备矣，今从之。

辨　误

《名医别录》言石膏性大寒，自后医者怖之，遂至于置而不用焉。仲景氏举白虎汤之证曰无大热，越婢汤之证亦云，而二方主用石膏。然则仲景氏之用药，不以其性之寒热也，可以见已。余也笃信而好古。于是乎，为渴家而无热者投以石膏之剂，病已而未见其害也。方炎暑之时，有患大渴引饮而渴不止者，则使其服石膏末，烦渴顿止，而不复见其害也。石膏之治渴而不足怖也，斯可以知已。

陶弘景曰石膏发汗，是不稽之说，而不可以为公论。仲景氏无斯言。意者陶氏用石膏，而汗出即愈。夫毒药中病，则必瞑眩也。瞑眩也，则其病从而除，其毒在表则汗，在上则吐，在下则下。于是乎，有非吐剂而吐，非下剂而下，非汗剂而汗者，是变而非常也。何法之为？譬有盗于梁上，室人交索之，出于右，则顺而难逃；逾于左，则逆而易逃。然则虽逆乎，从其易也，毒亦然。仲景曰：与柴胡汤，必蒸蒸而振，却发热汗出而解。陶氏所谓石膏发汗，盖亦此类也已。陶氏不知，而以为发汗之剂，不亦过乎。后世以石膏为峻药，而怖之太甚，是不学之过也。仲景氏之用石膏，其量每多于他药半斤至一斤，此盖以其气味之薄故也。余尝治青山侯臣蜂大夫之病，其证平素毒着脊上七椎至十一椎，痛不可忍，发则胸膈烦闷而渴，甚则冒而不省人事，有年数矣。一日大发，众医以为大虚，为作独参汤，帖二钱，日三服，六日未知也，医皆以为必死。于是家人召余，诊之脉绝如死状，但诊其胸，微觉有烦闷状，乃作石膏黄连甘草汤与之。一剂之重三十五钱，以水一盏六分，煮取六分，顿服，自昏至晓，令三剂尽，通计一百有五钱，及晓，其证犹梦而顿觉。次日余辞而归京师，病客曰：一旦决①别，吾则不堪，请与君行，朝夕于左右，遂俱归京师。为用石膏如故，居七八十许日而告瘳。石膏之非峻药而不可怖也，可以见焉尔。

---

① 决：同"诀"，离别。《史记·外戚世家》："与我决于传舍中。"索隐："别也。"

品 考

石膏，本邦处处出焉。加州、奥州最多，而有硬软二种，软者上品也。《别录》曰：细埋白泽者良。雷敩曰：其色莹净如水精。李时珍曰：白者洁净，细文短密如束针。为则曰：采石药之道，下底为佳，以其久而能化也。采石膏于其上头者，状如米糕；于其下底者，莹净如水精，此其上品也。用之之法，唯打碎之已。近世火煅用之，此以其性为寒故也，臆测之为也，余则不取焉。大凡制药之法，制而倍毒则制之，去毒则不，是毒外无能也。诸药之下，其当制者，详其制也；不制者，不。下皆效之。

滑 石

主治小便不利也。旁治渴也。

考 征

猪苓汤证曰：渴欲饮水，小便不利。

以上一方，滑石一两。

上此一方，斯可见滑石所主治也。

滑石白鱼散证曰：小便不利。

蒲灰散证曰：小便不利。

余未试二方，是以不取征焉。

互 考

余尝治淋家痛不可忍而渴者，用滑石矾甘散，其痛立

药
征

四

息。屡试屡效，不可不知也。

品　考

滑石，和、汉共有焉，处处山谷多出之也。软滑而白者，入药有效。宗奭曰：滑石今谓之画石，因其软滑，可写画也。时珍曰：其质滑腻，故以名之。

芒　消

主软坚也。故能治心下痞坚，心下石硬，小腹急结，结胸，燥屎大便硬。而旁治宿食腹满，小腹肿痞之等诸般难解之毒也。

考　征

大陷胸汤证曰：心下痛，按之石硬。

以上一方，芒消一升，分量可疑。故从《千金方》大陷胸丸，作大黄八两，芒消五两。

大陷胸丸证曰：结胸，项亦强。

以上一方，芒消半升，分量亦可疑。故从《千金方》作五两。

调胃承气汤证曰：腹胀满。又曰：大便不通。又曰：不吐，不下，心烦。

以上一方，芒消半斤，分量亦可疑。今考《千金方》《外台秘要》，此方无有焉。故姑从桃核承气汤以定芒消分量。

柴胡加芒消汤证不审备也。说在互考中。

以上一方，芒消六两。

大承气汤证曰：燥屎。又曰：大便硬。又曰：腹满。又曰：宿食。

大黄牡丹汤证曰：小腹肿痞。

木防己去石膏加茯苓芒消汤证曰：心下痞坚_{云云}。复与不愈者。

以上三方，芒消皆三合。

大黄消石汤证曰：腹满。

以上一方，消石四两。

橘皮大黄朴消汤证曰：鲙①食之，在心胸间不化，吐复不出。

桃核承气汤证曰：少腹急结。

以上二方，朴消、芒消皆二两。

消矾散证曰：腹胀。

以上一方，消石等分。

上历观此数方，芒消主治坚块明矣，有软坚之功也。故旁治宿食腹满，少腹肿痞之等诸般难解者也。

互 考

柴胡加芒消汤，是小柴胡汤而加芒消者也。而小柴胡汤主治胸胁苦满，不能治其块，所以加芒消也。见人参"辨误"中说，则可以知矣。

---

① 鲙（kuài 块）：同"脍"，细切肉。

品 考

消石，和、汉无别。朴消、芒消、消石，本是一物，而各以形状名之也。其能无异，而芒消之功胜矣，故余家用之。

甘 草

主治急迫也。故治里急，急痛，挛急。而旁治厥冷，烦躁，冲逆之等诸般急迫之毒也。

考 征

芍药甘草汤证曰：脚挛急。

甘草干姜汤证曰：厥，咽中干，烦燥。

甘草泻心汤证曰：心烦不得安。

生姜甘草汤证曰：咽燥而渴。

桂枝人参汤证曰：利下不止。

以上五方，甘草皆四两。

芍药甘草附子汤证不具也。说在互考中。

甘麦大枣汤证曰：脏躁，喜悲伤欲哭。

以上二方，甘草皆三两。

桔梗汤证不具也。说在互考中。

桂枝甘草汤证曰：叉手自冒心。

桂枝甘草龙骨牡蛎汤证曰：烦躁。

四逆汤证曰：四肢拘急，厥逆。

甘草粉蜜汤证曰：令人吐涎，心痛，发作有时，毒药不止。

以上六方，甘草皆二两。

上八方，甘草二两、三两，而亦四两之例。

苓桂甘枣汤证曰：脐下悸。

苓桂五味甘草汤证曰：气从小腹上冲胸咽。

小建中汤证曰：里急。

半夏泻心汤证曰：心下痞。

小柴胡汤证曰：心烦。又云：胸中烦。

小青龙汤证曰：咳逆倚息。

黄连汤证曰：腹中痛。

人参汤证曰：逆抢心。

旋覆花代赭石汤证曰：心下痞硬，噫气不除。

乌头汤证曰：疼痛不可屈伸。又云拘急不得转侧。

以上十方，甘草皆三两。

排脓汤证阙。说在桔梗部。

调胃承气汤证曰：不吐，不下，心烦。

桃核承气汤证曰：其人如狂。又云：少腹急结。

桂枝加桂汤证曰：奔豚，气从少腹上冲心。

桂枝去芍药加蜀漆龙骨牡蛎汤证曰：惊狂，起卧不安。

以上五方，甘草皆二两。

上历观此诸方，无论急迫，其它曰痛，曰厥，曰烦，曰悸，曰咳，曰上逆，曰惊狂，曰悲伤，曰痞硬，曰利下，皆甘草所主，而有所急迫者也。仲景用甘草也，其急迫剧者，则用甘草亦多；不剧者，则用甘草亦少。由是观之，甘草之治急迫也明矣。古语曰：病者苦急，急食甘以缓之。其斯甘草之谓乎？仲景用甘草之方甚多，然其所用者不过前证，故不枚举焉。凡征多而证明者，不枚举其征，下皆效之。

互　考

甘草汤证曰：咽痛者，可与甘草汤，不差者，与桔梗汤。凡其急迫而痛者，甘草治之。其有脓者，桔梗治之。今以其急迫而痛，故与甘草汤；而其不差者已有脓也，故与桔梗汤。据此推之，则甘草主治可得而见也。

芍药甘草附子汤，其证不具也。为则按：其章曰发汗病不解，反恶寒。是恶寒者附子主之，而芍药甘草则无主证也。故此章之义，以芍药甘草汤脚挛急者而随此恶寒，则此证始备矣。

为则按：调胃承气汤、桃核承气汤，俱有甘草。而大小承气汤、厚朴三物汤，皆无甘草也。调胃承气汤证曰不吐，不下，心烦，又曰郁郁微烦，此皆其毒急迫之所致也。桃核承气汤证曰或如狂，或少腹急结，是虽有结实，然狂与急结，此皆为急迫，故用甘草也。大小承气汤、厚朴三物汤、大黄黄连泻心汤，但解其结毒耳，故无甘草也。学者详诸。

辨　误

陶弘景曰：此草最为众药之主。孙思邈曰：解百药之毒。甄权曰：诸药中甘草为君，治七十二种金石毒，解一千二百般草木毒，调和众药有功。呜呼！此说一出，而天下无复知甘草之本功，不亦悲哉。若从三子之说，则诸凡解毒，唯须此一味而足矣，今必不能然，则其说之非也，亦可以知已。夫欲知诸药本功，则就长沙方中推历其有无多少，与其去加，引之于其证，则其本功可得而知也。而长沙方中，无甘草者居半，不可谓众药之主也，亦可以见已。古语曰：攻病以毒药。药皆毒，毒即能，若解其毒，何功之有？不思之甚矣。学者察诸。夫陶弘景、孙思邈者，医家之俊杰，博洽之君子也，故后世尊奉之至矣。而谓甘草众药之主，谓解百药之毒，岂得无征乎？考之长沙方中，半夏泻心汤本甘草三两，而甘草泻心汤更加一两，是足前为四两，而误药后用之。陶、孙盖卒尔见之，谓为解药毒也。呜呼！夫人之过也，各于其党，故观二子之过，斯知尊信仲景之至矣。向使陶、孙知仲景误药后所以用甘草与不，必改其过。何也？陶、孙诚俊杰也，俊杰何为文其过乎。由是观之，陶、孙实不知甘草之本功也，亦后世之不幸哉。

东垣李氏曰：生用则补脾胃不足，而大泻心火；炙之则补三焦元气，而散表寒①。是仲景所不言也。五脏浮说②，战国以降，今欲为疾医乎，则不可言五脏也。五脏

---

① 生用……表寒：语出《本草纲目·草部·第十二卷·甘草》。

② 浮说：虚浮不实的言谈。

浮说，战国以降，不可从也。

品　考

甘草，华产上品。本邦所产者，不堪用也。余家唯剉用之也。

黄　耆

主治肌表之水也，故能治黄汗，盗汗，皮水。又旁治身体肿，或不仁者。

考　征

耆芍桂枝苦酒汤证曰：身体肿，发热汗出而渴。又云：汗沾衣，色正黄如药汁。

防己黄耆汤证曰：身重，汗出恶风。

以上二方，黄耆皆五两。

防己茯苓汤证曰：四肢肿，水气在皮肤中。

黄耆桂枝五物汤证曰：身体不仁。

以上二方，黄耆皆三两。

桂枝加黄耆汤证曰：身常暮盗汗出者。又云：从腰以上必汗出，下无汗，腰髋弛痛，如有物在皮中状。

以上一方，黄耆二两。

黄耆建中汤证不具也。

以上一方，黄耆一两半。

上历观此诸方，黄耆主治肌表之水也，故能治黄汗，盗汗，皮水，又能治身体肿或不仁者，是肿与不仁，亦皆肌表之水也。

互　考

耆芍桂枝苦酒汤、桂枝加黄耆汤，同治黄汗也。而耆芍桂枝苦酒汤证曰汗沾衣，是汗甚多也；桂枝加黄耆汤证曰腰已上必汗出，下无汗，是汗少也。以此考之，汗之多少，即用黄耆多少，则其功的然①可知矣。

防己黄耆汤、防己茯苓汤，同治肌肤水肿也，而黄耆有多少。防己黄耆汤证曰身重汗出；防己茯苓汤证曰水气在皮肤中。此随水气多少，而黄耆亦有多少，则黄耆治肌表之水也明矣。故耆芍桂枝苦酒汤、桂枝加黄耆汤，随汗之多少，而用黄耆亦有多少也。

黄耆桂枝五物汤证曰：身体不仁。为则按：仲景之治不仁，虽随其所在，处方不同，而历观其药，皆是治水也。然则不仁是水病也。故小腹不仁，小便不利者，用八味丸以利小便，则不仁自治。是不仁者，水也。学者思诸。

防己黄耆汤，《金匮要略》载其分量与《外台秘要》异。为则夷攻其得失，《外台秘要》古，而《金匮要略》不古矣，故今从其古者也。

辨　误

余尝读本草，载黄耆之功。陶弘景曰：补丈夫虚损，

---

① 然：显然。

五劳羸瘦，益气。甄权曰：主虚喘，肾衰耳聋，内补。嘉谟曰：人参补中，黄耆实表也。余亦尝读《金匮要略》，审仲景之处方，皆以黄耆治皮肤水气，未尝言补虚实表也。为则尝闻之，周公置医职四焉，曰食医，曰疾医，曰疡医，曰兽医。夫张仲景者，盖古疾医之流也。夫陶弘景，尊信仙方之人也。故仲景动言疾病，而弘景动论养气。谈延命，未尝论疾病，后世之喜医方者，皆眩其俊杰，而不知其有害于疾医也。彼所尊信，而我尊信之，滔滔者天下皆是也，岂不亦悲哉？夫逐奔兽者，不见大山，嗜欲在外，则聪明所蔽，故其见物同而用物之异。仲景主疾病者也，弘景主延命者也。仲景以黄耆治水气，弘景以之补虚。夫药者毒也，毒药何补之为？是以不补而为补，以不补而为补，是其聪明为延命之欲所蔽也。古语曰：邪气盛则实，精气夺则虚。夫古所谓虚实者，以其常而言之也。昔者常无者，今则有之，则是实也；昔者常有者，今则无之，则是虚也。邪者，常无者也；精者，常有者也。故古所谓实者，病也，而虚者，精也。因病而虚，则毒药以解其病毒，而复其故也；非病而虚，则非毒药之所治也，以谷肉养之。故曰：攻病以毒药，养精以谷肉果菜。今试论之，天寒肌肤粟起，当此时服黄耆而不已也，以衣衾则已；以衣衾而不已也，啜粥而已。无他，是非病而精虚也。若乃手足拘急恶寒，是与衣衾而不已也，啜粥而不已也，与毒药而已也。无他，是邪实也。呜呼仲景氏哉，信而有征。此孔子所以非法言①不敢道也。甄权、嘉谟不言疾医之法言也，抑亦弘景祸之矣。言必以仙方，必以阴阳，此耆功之所以不著也。

品 考

黄耆，汉土、朝鲜、本邦皆产也。汉土出绵上者，以为上品，其它皆下品也。其出朝鲜、本邦者，亦皆下品也。今华舶之所载而来者，多是下品，不可不择也。凡黄耆之品，柔软，肉中白，色润泽，味甘，是为上品也。剉用。

人 参

主治心下痞坚硬，支结也。旁治不食，呕吐，喜唾，心痛，腹痛，烦悸。

考 征

木防己汤证曰：心下痞坚。

以上一方，人参四两。

人参汤证曰：心中痞。又曰：喜唾，久不了了②。

桂枝人参汤证曰：心下痞硬。

半夏泻心汤证曰：呕而肠鸣，心下痞。

生姜泻心汤证曰：心下痞硬，干噫食臭。

甘草泻心汤证曰：心下痞硬而满，干呕，心烦。又

---

① 法言：合乎礼法的言论。
② 了了：明白；清楚。

曰：不欲饮食，恶闻食臭。

小柴胡汤证曰：默默不欲饮食，心烦，喜呕。又云：胸中烦。又云：心下悸。又云：腹中痛。

吴茱萸汤证曰：食谷欲呕。又曰：干呕吐涎沫。

大半夏汤证曰：呕而心下痞硬。

茯苓饮证曰：气满，不能食。

干姜黄连黄芩人参汤证曰：食入口即吐。

桂枝加芍药生姜人参新加汤证不具也。说在互考中。

六物黄芩汤证曰：干呕。

白虎加人参汤证不具也。说在互考中。

生姜甘草汤证曰：咳唾涎沫不止。

以上十四方，人参皆三两。

柴胡桂枝汤证曰：心下支结。

干姜人参半夏丸证曰：呕吐不止。

四逆加人参汤证不具也。说在互考中。

以上三方，其用人参者，或一两半，或一两，而亦三两之例。

附子汤证不具也。说在互考中。

黄连汤证曰：腹中痛，欲呕吐。

旋覆花代赭石汤证曰：心下痞硬，噫气不除。

大建中汤证曰：心胸中大寒痛，呕不能饮食。

以上四方，人参皆二两。

上历观此诸方，人参主治心下结实之病也，故能治心下痞坚，痞硬，支结。而旁治不食，呕吐，喜唾，心痛，腹痛，烦悸，亦皆结实而所致者，人参主之也。

为则按：人参、黄连、茯苓三味，其功大同而小异也。人参治心下痞硬而悸也，黄连治心中烦而悸也，茯苓治肉眴筋惕而悸也，不可不知矣。

互 考

木防己汤条曰：心下痞坚，愈复发者，去石膏，加茯苓芒消汤主之。是人参、芒消分治心下痞硬之与痞坚也。于是乎，可见古人用药不苟也。盖其初心下痞坚犹缓，谓之痞硬亦可，故投以人参也；复发不愈，而痞之坚必矣，故投以芒消也。

半夏泻心汤，脱硬字也。甘草泻心汤，此方中倍甘草；生姜泻心汤，加生姜之汤也，而共云治心下痞硬，则此方脱硬字也明矣。

吴茱萸汤、茯苓饮、干姜黄连黄芩人参汤、六物黄芩汤、生姜甘草汤，皆人参三两，而云治咳唾涎沫，呕吐下利，不云治心下痞硬。于是综考仲景治咳唾涎沫，呕吐下利方中，其无人参者，十居七八。今依人参之本例，用此五汤施之于心下痞硬而咳唾涎沫，呕吐下利者，其应如响也。由是观之，五汤之证，一是皆心下痞硬之毒也矣。

桂枝加芍药生姜人参新加汤，其证不具也。云：发汗后身疼痛，是桂枝汤证也。然则芍药、生姜、人参之证，阙也。说在《类聚方》①。

白虎加人参汤四条之下，俱是无有人参之证。盖张仲景之用人参三两，必有心下痞硬之证，此方独否。因此考核《千金方》《外台秘要》，共作白虎汤主之，故今尽从之。

干姜人参半夏丸，依本治之例试推其功，心下有结实之毒，而呕吐不止者，实是主之。大抵与大半夏汤之所主治也，大同小异而有缓急之别。

四逆加人参汤，其证不具也。恶寒，脉微，而复利，是四逆汤之所主，而不见人参之证也。此方虽加人参仅一两，无见证则何以加之？是脱心下之病证也明矣。

附子汤证不具也。此方之与真武汤独差一味，而其于方意也，大有径庭。附子汤术、附君药，而主身体疼痛，或小便不利，或心下痞硬者；真武汤茯苓、芍药君药，而主肉𬌗筋惕，拘挛呕逆，四肢沉重疼痛者。

旋覆花代赭石汤，其用人参二两，而有心下痞硬之证，此小半夏汤加减之方也。二两疑当作三两也。

辨 误

甄权曰：参补虚。误矣！此言一出，流毒千载。昔者张仲景之用参也，防己汤莫多焉。其证曰：支饮喘满，心

---

① 说在类聚方：出自吉益氏所著《类聚方》：于桂枝汤方内，加芍药、生姜各一两，人参三两。发汗后，身疼痛，脉沉迟者。为则按：当有心下痞硬，或拘急，或呕吐。

下痞坚，面色黧黑。未尝见言补虚者也。又曰：虚者即愈，实者三日复发，复与，而不愈者，去石膏加茯苓芒消汤主之。此其所有误者乎？则有大不然。盖汉以降，字诂不古者多矣，则难其解。古语曰：有为实也，无为虚也。故用防己汤，而心下痞坚已虚而无者，则即愈也。虽则即愈也，心下痞坚犹实而有者，三日复发。复与防己汤，而不愈者，非特痞硬，即是坚也，非参之所主，而芒消主之。故参如故，而加芒消、茯苓。由是观之，不可谓参补虚也。孙思邈曰：无参则以茯苓代之。此说虽误，然参不补虚而治心下疾也，亦足以征耳。盖参补虚之说，昉①于甄权，滔滔者天下皆是。本草终引《广雅》《五行记》，是参之名义，而岂参之实乎？学者详诸。

余读本草至参养元气，未尝废书而不叹也。曰呜呼可悲哉！人之惑也。所谓元气者，天地根元之一气也。动为阳，静为阴，阴阳妙合，斯生万物，命其主宰，曰造化之神也。而人也者，非造化之神也。故人生于人，而人不能生人，况于元气乎？夫人之元气也，免身之初，所资以生，医家所谓先天之气也；养之以谷肉果菜，所谓后天之气也。虽然元气之说，圣人不言，故经典不载焉。战国以降，始有斯言。《鹖冠子》②曰：天地成于元气。董仲舒《春秋繁露》曰：王正则元气和顺。扬雄《解嘲》曰：大

---

① 昉：古同"仿"。效法，效仿。
② 鹖（hé 和）冠子：道家与兵家著作，传为战国时期楚国隐士鹖冠子所作。

气含元气。孔安国《虞书注》曰：昊天谓元气广大。《汉书·律历志》曰：太极元气，函为一。班固《东都赋》曰：降烟煴，调元气。此数者皆言天地之元气，而非人之元气也。《素问》曰：天之大气举之。言系地于中而不坠也。又曰：三焦者，原气之别使。言皮肤毫毛之末，温缓之气也。此犹可言也。然论说之言也，于疾医何益之有？又曰：养精以谷肉果菜，是古之道也。未闻以草根木皮，而养人之元气。盖其说出于道家，道家所雅言延命长寿，故立元气以为极也。秦汉以降，道家隆盛，而阴阳五行元气之说，蔓延不可芟。医道烟晦，职此之由，岂可不叹哉！夫医术，人事也；元气，天事也，故仲景不言矣。养精以谷肉果菜，而人参养元气，未尝有言之。由此观之，其言养元气者，后世之说也，不可从矣。

东垣李氏曰：张仲景云，病人汗后，身热亡血，脉沉迟者，下利身凉，脉微血虚者，并加人参也。古人之治血脱者，益气也。血不自生，须生阳气。盖阳气生，则阴长而血乃旺也。今历考《伤寒论》中，曰利止亡血也，四逆加人参汤主之。李氏其据此言乎？然而加人参者，仅仅一两也，四逆加人参汤更加茯苓，此为茯苓四逆汤，而不举血证，则人参之非为亡血也，可以见已。且也仲景治吐血、衄血、产后亡血方中，无有人参，则益足证也。李氏之说妄哉。自后苟有血脱者，则不审其证，概用人参，亦益妄哉。

或问曰：吾子言仲景用人参治心下痞硬，而大黄黄连泻心汤之属，无有人参，岂亦说乎？曰：有之，何子读书之粗也？大黄黄连泻心汤曰：心下痞，按之濡。其于人参，则诸方皆曰：心下痞硬。硬、濡二字，斯可以见其异矣。

品 考

人参，出上党者，古为上品，朝鲜次之。今也上党不出，而朝鲜亦少也。其有自朝鲜来者，味甘，非其真性，故试诸仲景所谓心下痞硬，而无效也，不可用矣。源顺《和名抄》云：人参此言久末乃伊。盖本邦之俗谓熊胆为久末乃伊，而亦号人参，则以其味名之也。由是观之，本邦古昔所用者，其味苦也亦明矣。今试取朝鲜之苗，而树艺诸本邦者，其味亦苦也。然则其苦也者，是人参之正味，而桐君、雷公之所同试也。乃今余取产于本邦诸国者用之，大有效于心下痞硬。其产于本邦诸国者，五叶三桠，其于形状也，亦与所产于朝鲜同矣。产于本邦诸国者，出于和州金峰者最良。去土气而剉用，谨勿杀苦也。

桔 梗

主治浊唾肿脓也。旁治咽喉痛。

考 征

排脓汤证阙。

桔梗白散证曰：出浊唾腥臭，久久吐脓。

桔梗汤证曰：出浊唾腥臭，久久吐脓。

排脓散证阙。

以上四方，其用桔梗者，或三两，或一两，或三分，或二分。

上四方者，皆仲景之方也。而排脓汤以桔梗为君药也，不载其证。今乃历观其用桔梗诸方，或肺痈，或浊唾腥臭，或吐脓也；而以桔梗为君药者，名为排脓，则其排脓也明矣。

互　考

排脓汤之证虽阙，而桔梗汤观之，则其主治明矣。桔梗汤证曰：出浊唾腥臭，久久吐脓。仲景曰：咽痛者，可与甘草汤，不差者，与桔梗汤也。是乃甘草者，缓其毒之急迫也，而浊唾吐脓，非甘草之所主，故其不差者，乃加桔梗也。由是观之，肿痛急迫则桔梗汤，浊唾吐脓多则排脓汤。

辨　误

排脓汤及散，载在《金匮》肠痈部，桔梗汤及白散亦有肺痈之言。盖肠痈、肺痈之论，自古而纷如也，无有明辨，欲极之而不能也，人之体中不可见也。故谓无肺痈、肠痈者妄也，谓有肺痈、肠痈者亦妄也。凡吐下臭脓者，其病在胸也而为肺痈，其病在腹也而为肠痈，其亦可也。治之之法，不为名所拘，而随其证，是为仲景也。

品　考

桔梗，处处出焉。药铺所鬻者，渐而白洁，脱其气味也，不可不择焉。唯去其土泥而不杀其真性，是为良也。剉用。

术

主利水也，故能治小便自利不利。旁治身烦疼，痰饮，失精，眩冒，下利，喜唾。

考 征

天雄散证阙。说在互考中。

以上一方，术八两。

桂枝附子去桂加术汤证曰：小便自利。

麻黄加术汤证曰：身烦疼。

越婢加术汤证曰：一身面目黄肿，其脉沉，小便不利。

附子汤证不具也。说在互考中。

以上四方，术皆四两。

桂枝去桂加苓术汤证曰：小便不利。

人参汤证曰：喜唾。

桂枝人参汤证曰：利下不止。

茯苓泽泻汤证不具也。说在《类聚方》①

茯苓饮证曰：心胸中有停痰宿水，自吐出水。

以上五方，术皆三两。

甘草附子汤证曰：小便不利。

---

① 说在类聚方：出自吉益氏所著《类聚方》：茯苓半升，泽泻四两，甘草二两，桂枝二两，尤三两，生姜四两。上六味，以水一斗，煮取三升，内泽泻，再煮取二升半，温服八合，日三服。胃反，吐而渴欲饮水者。为则按：当有心下悸或小便不利证。

真武汤证曰：小便不利，四肢沉重疼痛，自下利。

苓姜术甘汤证曰：小便自利。

苓桂术甘汤证曰：心下有痰饮。又云：头眩。

泽泻汤证曰：其人苦冒眩。

枳术汤证不具也。说在互考中

茯苓戎盐汤证曰：小便不利。

以上七方，术皆二两。

五苓散证曰：小便不利。

以上一方，术十八铢，而三两之例。

上历观此诸方，无论小便之变，其它曰饮，曰痰，曰身烦疼，曰喜吐，曰冒眩，亦皆水病也。凡小便不利而兼苦证者，用术而小便通，则诸证乃治。由是观之，术之利水也明矣。

互　考

天雄散，《金匮要略》载在桂枝加龙骨牡蛎汤条后，而不载其证。而李时珍作《本草纲目》，曰：此仲景治男子失精之方也，然则旧有此证，而今或脱也。男子失精，女子梦交，桂枝加龙骨牡蛎汤主之，下当云天雄散亦主之。以余观之，时珍之见而岂以术附为治失精、梦交乎？此则观于本草，可以知耳。夫失精、梦交，水气之变也，故以术为主药也。

《金匮要略》白术附子汤，即《伤寒论》中桂枝附子去桂加术汤，而分量减其半也。盖术别苍、白，非古也。

故今称方名从《伤寒论》焉。《外台秘要》术附汤亦同方，而分量非古也，皆不可从焉。

附子汤证不具也。此方之于真武汤倍加术、附，以参代姜者也。而真武汤证有小便不利，或疼痛，或下利。此方倍加术、附，则岂可无若证乎？其证阙也明矣。

枳术汤、桂姜枣草黄辛附汤二方，《金匮要略》所载，同其因与证，而不可别焉。今审其方剂，桂姜枣草黄辛附汤，其方合桂枝去芍药及麻黄附子细辛汤也。而桂枝去芍药汤主头痛，发热，恶风，有汗等证，而腹中无结实者也。麻黄附子细辛汤证曰：少阴病，发热。为则按：所谓少阴病者，恶寒甚者也。故用附子，附子主恶寒也。依二汤之证推之，心下坚大，而恶寒，发热，上逆者，桂姜枣草黄辛附汤主之。术主利水也，是以心下坚大，而小便不利者，枳术汤主之。夫秦、张之治疾也，从其证而不取因矣。因者，想象也，以冥冥①决事，秦、张所不取也。故其能治疾也，在方中其证矣。斯不知其方意，则未能中其证也。其知其方意，在知药能也，能知药能而后始可与言方已。

辨　误

《本事方》许叔微曰：微患饮澼三十年，从左下有声，胁痛，食减，嘈杂，饮酒半杯即止，数日必呕酸水数升。暑月止右边有汗，左边绝无。自揣必有澼囊，如水之有科

---

① 冥冥（míngmíng 明明）：懵懂无知貌。

曰，不盈科不行。但清者可行，而浊者停滞，无路以决之，故积至五六日，必呕而去。脾土恶湿，而水则流湿。莫若燥脾以去湿，崇土以填科曰。乃悉屏诸药，只以苍术、麻油、大枣丸服。三月而疾除。自此常服，不呕不痛，胸膈宽利，饮啖如故。为则按：仲景用术治水，而不云去湿补脾也。许氏则以术为去湿补脾，而不云其治水，何其妄哉。许氏之病水变，故得术能治也。人云许氏能治其湿痰。余戏之曰：非许自能治其病，而术能治许病也。何则？许氏之所说，以不可见为见，而以不可知为知也，空理惟依。古人则不然，有水声，吐水，则为水治之。是可知而知之，可见而见之，实事惟为。此谓知见之道也。故有许氏之病者，用术、附以逐其水，其效如神。呜呼！仲景之为方也，信而有征。由是观之，许之病已也，非许之功，而术之功也。

品 考

术，宗奭曰：古方及《本经》止单言术，而未别苍、白也。陶隐居言有两种，而后人往往贵白术而贱苍术也。为则曰：华产两种，其利水也，苍胜于白，故余取苍术也。本邦所出，其品下而功劣也。剉用。

白头翁

主治热利下重也。

考 征

白头翁汤证曰：热利，下重。又曰：下利，欲饮水。

白头翁加甘草阿胶汤证曰：下利。

以上二方，白头翁皆三两。

夫仲景用白头翁者，特治热利，而他无所见矣。为则按：若热利渴而心悸，则用白头翁汤也。加之血证及急迫之证，则可用加甘草阿胶汤也。

品　考

白头翁，和、汉无别。

中 卷

黄 连

主治心中烦悸也。旁治心下痞，吐下，腹中痛。

考 征

黄连阿胶汤证曰：心中烦不得卧。

以上一方，黄连四两。

黄连汤证曰：胸中有热，腹中痛，欲呕吐。

干姜黄连黄芩人参汤证曰：吐下。

葛根黄连黄芩汤证曰：利遂不止。

白头翁汤证曰：下利欲饮水。

以上四方，黄连皆三两。

大黄黄连泻心汤证曰：心下痞，按之濡。

泻心汤证曰：心气不足。

附子泻心汤证曰：心下痞。

以上三方，黄连皆一两，而亦三两之例。

上历观此诸方，黄连治心中烦悸也明矣。故心中烦悸而痞者，吐者，利者，腹痛者，用此皆治也。此外用黄连一两方多，其比余药分量差少，但举心胸之微疾，不足取而征焉，故不枚举也。

互 考

张仲景用黄连，其证与人参、茯苓大同而小异。说在人参部。

黄连阿胶汤证曰：心中烦。此方黄连为君，而有心中烦之证，斯可以见其主治矣。

泻心汤证曰：心气不足，而吐血，衄血者，泻心汤主之。既云不足，又云泻心，此后世论说之所由起也。然《千金方》"不足"作"不定"，斯仲景之古也。而不定者，烦悸之谓也。凡病心中烦悸，心下痞，按之濡者，用此汤皆治也。由是观之，所谓不定者，烦悸之谓也。

辨 误

夫万物生于天也，故天命之谓性。性唯一也，其能亦唯一也，谓之良能。然其有多能者，性之所枝①而歧也，非性之本也，谓之赢能。人之眩赢能而谓性多能者多矣。余尝读本草，举其主治甚多。夫主治也者，性之能也。一物之性，岂有此多能哉？今近取譬于人之多能乎。夫人之性也，有任焉者，有清焉者，有和焉者，有直焉者，虽圣人不可移易也。而有多能焉，有无能焉。多能非求于天性之外而成焉，无能非求于天性之中而无焉。从其性而用之，则多能也，是善于用其性者也，非由天性而多能也。故天性任焉者，用而多能，则尽其性之任而已，任之外，无有其能也。清则清，和则和，直则直，从性之一而贯之，不可移易也。亦有学而修之，以成其多能者，若天性然，然非去性而然，亦与性成者也。此所以论于人之道，

---

① 枝：旁出。

而非所以论于草根木皮也。夫善于用人性之能者若彼，而况于草根木皮乎？性之外，无有多能，而一草何多能之有？夫黄连之苦，治心烦也，是性之为能也。张仲景用焉，而治心下痞，呕吐，下利之证也，是性之所枝而歧也。故无心烦之状者，试之无效；加心烦者，其应如响。仲景治心下痞，呕吐，下利，其方不用黄连者甚多，斯亦可以征也。由是观之，黄连主治心烦也，本草之谬也明矣。黄连之能多乎哉，不多也。

品 考

黄连，处处出焉。出于本邦越中者，为上品，世所谓加贺黄连是也。贪利之贾或以郁金色之，不可不择也。剉用。

黄 芩

主治心下痞也。旁治胸胁满，呕吐，下利也。

考 征

黄芩汤证曰：自下利。

六物黄芩汤证不具也。说在互考中。

干姜黄连黄芩人参汤证曰：吐下。

小柴胡汤证曰：胸胁苦满。

大柴胡汤证曰：心下痞硬，呕吐而下利。

柴胡姜桂汤证曰：胸胁满，微结，心烦。

葛根黄连黄芩汤证曰：利遂不止。

半夏泻心汤证曰：呕而肠鸣，心下痞。

以上八方，黄芩皆三两。

柴胡桂枝汤证曰：微呕，心下支结。

泻心汤证曰：心下痞。

附子泻心汤证曰：心下痞。

以上三方，黄芩或一两，或一两半，而亦三两之例。

上历观此诸方，黄芩主治心下之病也。若呕吐者，若下利者，而有心下痞之证也，则得黄芩即治矣。其无此证者，终无效焉。无他，治心下痞也。

互 考

黄芩汤条曰：太阳与少阳合病，自下利者，主之。盖六经也者，疾医之所不言也。而其有六经之言，则后人所搀入焉，故不敢焉。以他例推之，心下痞，腹强急而下利者，此汤主之。为则每对若证，即用此汤，其应如响。学者审诸。

六物黄芩汤，其证不具也。此方半夏泻心汤而去黄连甘草加桂枝者也。张仲景用人参、黄芩也，于心下痞而硬者也。然则心下痞硬，干呕下利者，此汤主之。其无此证，则终无效也。学者审诸。

辨 误

世医笃信本草，以芩连为寒药，其畏之也如虎狼焉，不思之甚矣。夫本草论药之寒热温凉，终不一定。彼以为温，则是以为热；甲以为寒，则乙以为凉。果孰是而孰非乎？盖医者之于用药也，譬犹武夫用兵。武夫而畏兵，不可以为武夫也，医亦然。毒药各有其能，各主一病。苟有其证者，而不用之，则终不治也，所以不畏焉。此而畏之，则何以医为也？张仲景用黄芩也，治心下痞而已，无有他能。故心下痞而呕吐下利，则用之即治矣。世医不深察，妄以为呕吐下利之主药，可悲也夫。

品 考

黄芩，处处出焉。出汉土者，此为上品也，出朝鲜者，次之，出本邦者，下品也。剉用。

柴 胡

主治胸胁苦满也。旁治寒热往来，腹中痛，胁下痞硬。

考 征

小柴胡汤证曰：胸胁苦满，往来寒热。又云：腹中痛。又云：胁下痞硬。

柴胡加芒消汤证曰：胸胁满。

柴胡去半夏加瓜蒌汤证不具也。说在互考中。

柴胡姜桂汤证曰：胸胁满，微结。又云往来寒热。

大柴胡汤证曰：心下急，郁郁微烦。又曰：往来寒热。又曰：心下满痛。

以上五方，柴胡皆八两。

柴胡桂枝汤证曰：心下支结。

以上一方，柴胡四两，而八两之例。

上历观此诸方，柴胡主治胸胁苦满也。其它治往来寒热，或腹中痛，或呕吐，或小便不利，此一方之所主治，而非一味之所主治也。为则按：《伤寒论》中，寒热，腹痛，呕吐，小便不利，而不用柴胡者多矣。胸胁苦满而有前证，则柴胡主焉。此可以见柴胡之所主治也。

互　考

柴胡去半夏加瓜蒌汤，其证不具也，以渴故代半夏以瓜蒌也。今试诸世所谓疟疾，胸胁苦满而渴者，甚有效焉，其无有胸胁苦满证，则终不知也。然则胸胁苦满证，其脱也明矣。

辨　误

《本草纲目》柴胡部中，往往以往来寒热为其主治也。夫世所谓疟疾，其寒热往来也剧矣，而有用柴胡而治也者，亦有不治也者。于是质之仲景氏之书，其用柴胡也，无不有胸胁苦满之证。今乃施诸胸胁苦满而寒热往来者，其应犹响之于声。非直也疟，百疾皆然。无胸胁苦满证者，则用之无效焉。然则柴胡之所主治，也不在彼而在此。

品　考

柴胡，处处出焉。本草以产于银州银县者为上品也。本邦药铺所鬻者有二品：曰镰仓柴胡，曰河原柴胡也。盖河原柴胡者，非柴胡之种也，不可用焉。镰仓柴胡者尤佳，去须及头，以粗布拂拭之，剉而用焉。雷敩、陈子承称柴胡香气甚矣。而本邦之产比诸产汉土者，形状则同，气味则薄。因稽诸说，嫩则香美也，老则不也。张元素曰：气味俱轻。故今用镰仓柴胡也。

贝母

主治胸膈郁结，痰饮也。

考征

桔梗白散证曰：时出浊吐腥臭，久久吐脓。

以上一方，贝母三分。

仲景氏用贝母也，特此一方已。然考之本草，古人用贝母主治郁结痰饮，旁治咳嗽、乳汁不下也，乃与仲景氏治浊唾腥臭，其归一也已。其功于桔梗，大同而小异也。

品考

贝母，用自汉土来者也。剉用焉。今本邦间出焉，不异于汉土产也。

细辛

主治宿饮停水也。故治水气在心下而咳满，或上逆，或胁痛。

考征

小青龙汤证曰：心下有水气，干呕，发热而咳。

苓甘五味姜辛汤证曰：咳，胸满。

以上二方，细辛皆三两。

麻黄附子细辛汤证不具也。说在互考中。

大黄附子汤证曰：胁下偏痛。

桂姜草枣黄辛附汤证曰：心下坚大如盘，边如旋杯。

以上三方，细辛皆二两。

上历观此诸方，其咳者，上逆者，胸满者，胁痛者，心下坚大者，胸胁心下宿饮停水而所致也。用细辛则水饮去，而其证已。可以见其所主治也。

互考

麻黄附子细辛汤条，特云少阴病反发热，而不举余证。为则按：六经也者，是后人之挽入，而非仲景之古也。所谓少阴病者，蜷卧，小便清利也。蜷卧者，恶寒甚也。恶寒者，水病也。仲景氏之治恶寒也，其用附子者居多。又其言曰：术附并走皮中，逐水气也。由是观之，恶寒之为水气也明矣。其喘而恶寒，有痰饮之变者，此方主之。

桂姜草枣黄辛附汤证不具也，说在术条下，故不复赘焉。

辨误

今之为医者，其用药也，瞑眩则慄，遽转其方，何无特操之甚也。《书》曰：若药弗瞑眩，厥疾弗瘳。余每读书到于此，未尝不废书抵掌而叹。圣哲之言，信而有征也！仲景之为方也，亦有征矣，请举其一二。苓甘五味姜辛夏汤条曰：咳满即止，而更复渴，冲气复发者，以细辛干姜也。而仍用细辛干姜，此非审知此毒而治此疾者，孰能之为。呜呼，仲景哉！术附汤条曰：其人如冒状，勿怪，即是术附并走皮中，逐水气，未得除故耳。此亦瞑眩之谓也。夫欲为仲景氏者，其要在知药之瞑眩，而疾乃瘳焉。而后就其方法，审其药功而已。为则从事于此，审试诸药，本草所谓大毒者，其不彻疾也不瞑眩；所谓无毒者，亦中肯綮①也必瞑眩。瞑眩也，疾斯瘳也。余未见药弗瞑眩，而疾之为瘳者也。呜呼，圣哲之言，信而有征哉。学者思诸。

品　考

细辛，本邦称云真细辛者即是也。洗去尘土，剉而用之。药铺间以杜衡②充细辛也，不可不辨矣。

当归　芎䓖

仲景方中，用当归、芎䓖者，其所主治，不可的知也。今不敢凿，从成方而用焉，是阙如之义也。

辨　误

本草以当归、芎䓖治血，为产后要药。为则按：仲景氏治血方中，无此二药者多；而治他证之方中，亦有此二药，如奔豚汤、当归羊肉汤、酸枣仁汤类是也。由是观之，不可概为治血之药也。

---

①　肯綮（qìng 庆）：筋骨结合的地方，比喻要害或最重要的关键。
②　杜衡：马兜铃科多年生草本。《本经逢原》：杜衡香窜与细辛相似，故药肆以之代充细辛。亦能散头目风寒，下气消痰，行水破血。但其气浊，不能搜涤少阴经中之寒，稍逊细辛一筹耳。

品 考

当归,江州伊歠山所产,其味辛,同汉土所产。而和州所产味甘,此以粪土培养之者也,不可用矣。孙思邈曰:无当归,以芎劳代之。今试尝和州当归,其味大不似芎劳也;伊歠当归则似焉,故用之也。

芎劳,出本邦丰后州者,上品也。

芍 药

主治结实而拘挛也。旁治腹痛,头痛,身体不仁,疼痛,腹满,咳逆,下利,肿脓。

考 征

桂枝加芍药汤证曰:腹满时痛。

小建中汤证曰:腹中急痛。

桂枝加大黄汤证曰:大实痛。

以上三方,芍药皆六两。

枳实芍药散证曰:腹痛烦满。

排脓散证阙。说在《类聚方》①。

以上二方,芍药一方等分,一方六分。

芍药甘草汤证曰:脚挛急。

桂枝加芍药生姜人参新加汤证曰:身疼痛。

---

① 说在《类聚方》:出自吉益氏所著《类聚方》:甘草二两,桔梗三两,生姜一两,大枣十枚。上四味,以水三升,煮取一升,温服五合,日再服。为则按:有黏痰或脓血,而急迫者主之。

芎归胶艾汤证曰：腹中痛。

以上三方，芍药皆四两。

芍药甘草附子汤证不具也。说在互考中。

以上一方，芍药三两，而亦四两之例。

小青龙汤证曰：咳逆。

大柴胡汤证曰：心下满痛。又曰：呕吐而下利。

附子汤证曰：身体痛。

真武汤证曰：腹痛。又云：沉重疼痛，自下利。又云：咳。

桂枝汤证曰：头痛。又曰：身疼痛。

乌头汤证曰：历节不可屈伸，疼痛。又曰：拘急。

黄耆桂枝五物汤证曰：身体不仁。

以上七方，芍药皆三两。

黄芩汤证曰：自下利。

柴胡桂枝汤证曰：肢节烦疼。

以上二方，用芍药或二两，或一两半，而亦三两之例。

上历观此诸方，曰腹痛，曰头痛，曰腹满，曰咳逆，曰下利，曰排脓，曰四肢疼痛，曰挛急，曰身体不仁，一是皆结实而所致也。其所谓痛者，拘急也。若夫桂枝加芍药汤、小建中汤、桂枝加大黄汤，皆以芍药为主药，而其证如此。由是观之，其治结实而拘挛也明矣。

互　考

小建中汤，《伤寒论》不备其证，是以世医不获方意，以为补剂，故其所施也，竟无效焉。为则按：此方出自芍药甘草汤，故主治诸病腹拘急而痛者也。学者正焉。

芍药甘草附子汤，其条特举恶寒之证，此附子之所主也，而脱芍药甘草之所主治也。其用甘草者，治毒急迫也；其用芍药者，治拘挛也。然则拘挛、急迫而恶寒者，此汤主之。

真武汤、附子汤，特有生姜、人参之异，而所主治则颇异也。真武汤苓芍为主，而附子汤术附为主也。二方所主治，斯可以见也已。

辨 误

朱震亨曰：产后不可用芍药，以其酸寒伐生发之气也。李时珍曰：白芍药益脾，能于土中泻水。产后肝血已虚，不可更泻，故禁之。夫酸寒之药，盖不少矣，何独避芍药之为？世医雷同其说，不思之甚矣。诸药皆毒，毒而治毒。毒而不用，毒何治之有。《金匮要略》曰：产后腹痛，枳实芍药散主之。《千金方》曰：产后虚羸，腹中刺痛，当归建中汤主之。此皆芍药主药，而用之于产后也。且张仲景芍药甘草汤、芍药甘草附子汤、桂枝加芍药汤，皆以芍药为主，而于血证无毫关涉焉，特治结实而拘挛已。若乃酸寒伐生发之气，及泻水之说，此凿空①之论，而非疾医之用也。

---

① 凿空：凭空无据。

品 考

芍药，其种有二：曰木芍药也，曰草芍药也。木芍药，是其真也，花容婵约①，亦可爱也，余取之矣。服食家言：白花胜赤花。尝试其功，赤白惟均也，服食家之说不可从矣。草芍药，世所谓宇多芍药也，不可用矣。

牡丹皮

仲景之方中，桂枝茯苓丸、八味丸、大黄牡丹皮汤，以上三方，虽有牡丹皮，而不以为主药也。如此之类，皆从其全方之主治而用之。如征姑阙焉，以俟后之君子也。

品 考

牡丹皮，和、汉同。

茵陈蒿

主治发黄也。

考 征

茵陈五苓散证曰：黄疸。

茵陈蒿汤证曰：心胸不安，久久发黄。

以上二方，茵陈蒿一方六两，一方十分。

上此二方，茵陈蒿治发黄也明矣。

---

① 婵（chuò 绰）约：柔弱美好貌。

互 考

或问曰：发黄之证，治之之方，其不用茵陈蒿者间亦有之，如何？答曰：发黄，小便不利，或渴，无余证者，茵陈五苓散主之；发黄，大便不通者，茵陈蒿汤主之；若乃一身尽黄，腹胀，大便必黑，时溏者，消矾散主之；发黄，心中懊侬，栀子大黄豉汤；发黄，腹满，小便不利，大黄消石汤；发黄，头痛，恶风，自汗出，桂枝加黄耆汤；发黄，呕逆，小半夏汤主之；发黄，胸胁苦满，小柴胡汤主之；发黄，腹中拘急，小建中汤主之。此皆随证而异方也。仲景氏之于茵陈蒿，特用之于发黄，无他病者而已。

辨 误

世之医者论黄疸为湿热，其以黄为土色也，无益于治，此不可从矣。

品 考

茵陈蒿，和、汉无别。

艾

仲景之方中，芎归胶艾汤用艾，而非君药也，是以其所主治也，不可得而知矣。芎归胶艾汤主治漏下下血也，今从其成方而用之。

辨 误

《名医别录》曰：艾可以灸百病。后人不审其证之可灸与否，一概行之。故罹其害也，盖不鲜矣。医者见之，以为不候寒热之过也。不审可否，则固已失之矣，论寒热亦未为得也。灸者，所以解结毒也。若夫毒著脊上，药之不知，下之不及，就其所著而灸之，其毒转而走腹，而后药之为达也。临其可灸之证也，我不终问其寒热，而未有逢其害焉。有灸而发热，是毒动也，世医以为灸误，非也。余于若证，灸而不止，其毒之散也，其热亦止，此即所谓瞑眩而瘳者也。凡艾之为用也，灸之与煎，其施虽异，而以其一物也，偶尔言及焉。灸家言禁穴颇多，余家不言之，一从《灵枢》，以结毒为腧也。大凡灸不止一日，乃至五日、七日，以多日为有效矣。一日暴之，十日寒之，我未见其能治者也。

品　考

艾，处处出焉。所卖者杂他物，可正焉。

麻　黄

主治喘咳水气也。旁治恶风，恶寒，无汗，身疼，骨节痛，一身黄肿。

考　征

麻黄汤证曰：身疼腰痛，骨节疼痛，恶风，无汗而喘。

甘草麻黄汤证曰：里水。

麻黄醇酒汤证曰：黄疸。

以上三方，麻黄四两，或三两，而为君药。

大青龙汤证曰：恶寒，身疼痛，不汗出而烦躁。

越婢汤证曰：恶风，一身悉肿。

越婢加术汤证曰：一身面目黄肿。

越婢加半夏汤证曰：其人喘，目如脱状。

以上四方，麻黄皆六两。

麻黄杏仁甘草石膏汤证曰：汗出而喘。

牡蛎汤证不具也。<small>说在互考中。</small>

以上二方，麻黄皆四两。

葛根汤证曰：无汗，恶风。

小青龙汤证曰：心下有水气，咳而微喘。

乌头汤证曰：历节疼痛。

以上三方，麻黄皆三两。

麻黄附子甘草汤证不具也。<small>说在互考中。</small>

麻黄附子细辛汤证不具也。<small>说在互考中。</small>

以上二方，麻黄二两。

上历观此数方，麻黄主治喘咳水气也明矣。故其证而恶风，恶寒，无汗，身疼，骨节痛，一身黄肿者，用麻黄皆治也。

互 考

甘草麻黄汤、麻黄醇酒汤，唯云里水，黄疸，而不审其证。为则按：黄家兼有喘咳，恶寒，骨节痛之证者，麻黄之所主治也。

牡蛎汤，此甘草麻黄汤而加牡蛎，蜀漆方也，牡蛎治动气，蜀漆主逐水。然则世所谓疟疾，动气在上而喘者，此汤主之也。《外台秘要》特云牡疟，而不举其证，茫乎如舟行无津涯矣。麻黄附子甘草汤、麻黄附子细辛汤二方，其条所谓少阴病者，恶寒甚也，而有无汗之证，故用麻黄也。

辨　误

甚矣世医之怖麻黄也。其言曰：吾闻之麻黄能发汗，多服之则洒洒①汗出不止，是以不敢用焉。恶是何言也？譬怯者之于妖怪，足未尝踏其境，而言某地真出妖怪也。为则尝试麻黄之效，可用之证而用之，汗则出焉，虽当夏月，而无洒洒不止之患。仲景氏言服麻黄后覆取微似汗，宜哉。学者勿以耳食而饱矣。

品　考

麻黄，本邦之产未闻。而亦有形状相似者，是木贼而非麻黄也。朱震亨、李时珍言其与麻黄同功，则学者试可乃已。甄权曰：根节止汗。试之无效也，不可从矣。仲景氏曰：先煮麻黄，去上沫。今汉舶所载而来者，煮之无上沫，共诸药煮之而可也。剉用。

地　黄

主治血证及水病也。

---

① 洒（xiǎn显）洒：寒栗貌。

考 征

八味丸证曰：小腹不仁。又曰小便不利。

以上一方，地黄八两。

芎归胶艾汤证曰：漏下。又曰下血。

以上一方，地黄六两。

三物黄芩汤证曰：在草蓐自发露得风，四肢苦烦热。

以上一方，地黄四两。

上历观此三方，主治血及水，而不及其它也。

互 考

芎归胶艾汤、三物黄芩汤、八味丸，皆以地黄为君药，而二方言血证，一方言小便不利。胶艾汤方中，除地黄之外，有阿胶、当归、芎䓖，钧①是治血药也。三物黄芩汤，去地黄则其余无治血药品也。由是观之，古人用地黄并治血证水病也核焉，且也施治之法，不别血之与水亦明矣。

辨 误

夫水之与血，其素同类也。亦唯赤则谓之血，白则谓之水耳。余尝读《内经》曰：汗者血之余也。问曰：血之余而汗白者何也？答曰：肺者主皮毛也，肺色白也，故汗白也。此本于阴阳五行，而有害于疾医之道也。疾医之道，殆乎亡也，职之斯由，可悲也哉。夫汗之白也，血之

---

① 钧：原作"钧"，据文义改。钧，通"均"。

赤也，其所以然，不可得而知也。刃之所触，其创虽浅，血必出也。暑热之酷，衣被之厚，汗必出也。壹是①皆历皮毛而出者，或为汗，或为血，故以不可知为不可知，置而不论。唯其毒所在而致治焉，斯疾医之道也。

后世之医者，以八味丸为补肾剂，何其妄也。张仲景曰：脚气上入，少腹不仁者，八味丸主之。又曰：小便不利者。又曰：转胞病，利小便则愈。又曰：短气有微饮，当从小便去之。一是皆以利小便为其功。书云：学于古训乃有获。呜呼学于古训，斯有获药功矣。

品　考

地黄，本邦处处出焉，其出和州者最多，而与出汉土者无异也。充实者为佳。藏器曰：《本经》不言生干，蒸干。《本草衍义》曰：只言干、生二种，不言熟者。《别录》云：生地黄者，乃新掘鲜者是也。李时珍曰：熟地黄乃后人复蒸晒者。诸家本草皆谓干地黄为熟地黄，而今本邦药铺以干地黄为生地黄，非也。干者，燥干之谓，如干姜是也。生者，新鲜之名，如生姜是也。故古人言生地黄，则必言汁，言之顺也，岂有干而有汁者哉？仲景氏之所用，生、干二品而已，其熟云者，后世之为也，不可用矣。

---

① 壹是：一概，一律。

葶苈

主治水病也。旁治肺痈，结胸。

考 征

葶苈大枣汤证曰：肺痈，胸满胀，一身面目浮肿。

以上一方，葶苈捣丸，如弹丸大。

大陷胸丸证曰：结胸。

以上一方，葶苈半升。

己椒苈黄丸证曰：肠间有水气。

以上一方，葶苈一两。

上历观此三方，一皆是主治水病也。而二方云水病，一方特云结胸。其所谓结胸者，用大陷胸丸则水利耳，疾愈。然则葶苈之治水也明矣。

互 考

或问曰：葶苈大枣汤、桔梗汤、桔梗白散，同治肺痈，而异其方何也？为则答曰：用桔梗之证，浊唾腥臭，久久吐脓者也；用葶苈之证，浮肿，清涕，咳逆，喘鸣者也。故因其见证而处方，不为病名所绊，斯为得也。

《淮南子》曰：葶苈愈胀。为则按：胀是水病也。

品 考

葶苈有甜、苦二种，而甜者不中用焉。本邦未出苦葶苈也，或曰关以东间有之。

大　黄

主通利结毒也。故能治胸满，腹满，腹痛及便闭，小便不利。旁治发黄，瘀血，肿脓。

考　征

大陷胸汤证曰：从心下至少腹，硬满而痛。

以上一方，大黄六两。

小承气汤证曰：腹微满，大便不通。

厚朴三物汤证曰：痛而闭者。

大黄甘遂汤证曰：少腹满如敦①状，小便微难。

大承气汤证曰：腹满痛者。

大黄消石汤证曰：黄疸，腹满，小便不利。

桃核承气汤证曰：少腹急结。

大黄牡丹汤证曰：少腹肿痞。

大黄甘草汤证不具也。

调味承气汤证曰：腹胀满。又曰：大便不通。

以上九方，大黄皆四两。

大黄附子汤证曰：胁下偏痛。

抵挡汤证曰：少腹硬满。

大黄黄连泻心汤证曰：心下痞，按之濡。

桂枝加大黄汤证曰：大实痛。

---

① 敦（duì 对）：古代食器。用以盛黍、稷、稻、粱等，形状较多。一般为三短足，圆腹，二环耳，有盖。

以上四方，大黄或三两，或二两、一两，而亦四两之例。

上历观此诸方，张仲景氏用大黄者，特以利毒而已。故各陪其主药，而不单用焉。合厚朴、枳实，则治胸腹满；合黄连，则治心下痞；合甘遂、阿胶，则治水与血；合水蛭、虻虫、桃仁，则治瘀血；合黄柏、栀子，则治发黄；合甘草，则治急迫；合芒消，则治坚块也。学者审诸。仲景方中用大黄者，不止于兹，而以其用之之征，显然着明于兹，故不复游赘也。

辨　误

世医之畏大黄也，不啻如蛇蝎。其言曰：凡用大黄者，虽病则治乎，损内而死。切问而无其人。此承本草之讹而吠声者也，非邪。仲景氏用下剂其亦多矣，可见大黄攻毒之干莫也。今也畏其利，而用铅刀①，宜哉？不能断沉疴也。虽大下之后，仲景氏未尝补也，亦可以见损内之说妄矣。凡药剂之投，拔病之未及以断其根，则病毒之动，而未能爽快，仍贯其剂也，毒去而后爽快，虽千万人亦同。世医素畏下剂，故遽见其毒未去也，以为元气虚损，岂不亦妄哉。

品　考

大黄，汉土产有两品，黄色而润实者为良，所谓锦纹大黄也。本邦近者有称汉种大黄者也，其效较劣矣。

---

① 铅刀：铅制的刀。铅质软，作刀不锐，比喻无用的人和物。

剉用。

大 戟

主利水也。旁治掣痛，咳烦。

考 征

十枣汤证曰：引胁下痛。又曰：咳烦。

互 考

《淮南子》曰：大戟去水。

品 考

大戟，汉产有两品，绵大戟为良也。本邦之产，其效
较劣。

甘 遂

主利水也。旁治掣痛，咳烦，短气，小便难，心下满。

考 征

十枣汤证曰：引胸下痛，干呕，短气。又曰：咳烦。

大黄甘遂汤证曰：小便微难。

甘遂半夏汤证曰：虽利，心下续坚满。

大陷胸汤证曰：短气，躁烦。又曰：心下满而硬痛。

以上四方，其用甘遂，或三枚，或二两，或一钱也。

为则按：芫花、大戟、甘遂，同是利水，而甘遂之效最
胜矣。

甘遂，汉产为胜。本邦所产，其效较劣。

附 子

主逐水也。故能治恶寒，身体四肢及骨节疼痛，或沉重，或不仁，或厥冷。而旁治腹痛，失精，下利。

考 征

大乌头煎证曰：绕脐痛，若发则自汗出，手足厥冷。

乌头汤证曰：历节疼痛，不可屈伸。

乌头桂枝汤证曰：腹中痛，逆冷，手足不仁。

以上三方，乌头皆五枚，而为君药也。

桂枝附子汤证曰：身体疼痛，不能自转侧。

桂枝附子去桂加术汤证曰：前证而小便自利。

大黄附子汤证曰：胁下偏痛。

天雄散证阙。说在术部。

以上四方，附子皆三枚。

桂枝甘草附子汤证曰：疼烦，不得屈伸。

附子汤证曰：背恶寒。又曰：身体痛，手足寒，骨节痛。

以上二方，附子皆二枚。

四逆汤证曰：下利清谷不止，身疼痛。又曰：手足厥冷。

真武汤证曰：腹痛。又曰：四肢沉重疼痛，自下利。

桂枝加附子汤证曰：四肢微急，难以屈伸。

桂枝去芍药加附子汤证曰：恶寒。

附子粳米汤证曰：切痛。

麻黄附子甘草汤证不具也。说在麻黄部。

麻黄附子细辛汤证不具也。说在细辛部。

附子泻心汤证曰：恶寒。

桂姜草枣黄辛附汤证不具也。说在术部。

以上九方，附子皆一枚。

上历观此诸方，其证一是皆水病也。桂枝附子去桂加术汤条曰：一服觉身痹，半日许再服，三服都尽，其人如冒状，勿怪。即是术、附并走皮中，逐水气，未得除故耳。乌头桂枝汤条曰：初服二合，不知，即服三合，又不知，复加至五合，其知者如醉状，得吐者为中病也。此二者，言附子逐水，瞑眩之状也。凡附子中病，则无不瞑眩，甚者脉绝色变，如死人状，顷刻吐出水数升，而其所患者顿除也。余尝于乌头煎知之。附子之逐水也明矣。

互　考

凡附子、大戟，甘遂之类，同逐水气。而其用之也，随毒所在。附子主治水气，而骨节及身体疼痛，不可屈伸者；大戟、甘遂则未必然矣。

桂枝加附子汤，附子一枚；桂枝附子汤，附子三枚。四肢微急，难以屈伸者，用附子一枚；身体疼烦，不能自转侧者，用附子三枚。随其痛剧易，附子亦有多少，则附子之功，可得而知也。

《本草纲目》曰：天雄散治失精。其说曰：暖水脏，益精。误矣。仲景以天雄逐水耳。精也，水脏也，造化之主，暖之，益之，非人力之所及也。

辨　误

《本草纲目》曰：附子性大热。又云：大温辛温，有大毒。夫味之辛酸苦甘咸，食而可知也；性之寒热温凉，尝而不可知也。以不可知也为知，一测诸臆，其说纷纷，吾孰适从？夫仲景用附子，以逐水为主，而不拘热之有无也。若麻黄附子细辛汤、大黄附子汤，其证岂得谓之无热乎。学者察诸。

孔子曰：名不正则言不顺。有是哉。今所谓中风者，非古所谓中风也。仲景氏曰：头痛，发热，恶风，有汗者，名曰中风。今所谓中风，则肢体不遂者，而其说仿于《金匮要略》及《千金方》。于是世之医者，因《金匮》《千金》之方，治其所谓中风者，故无效。王安道以其无效也，而设一论，更建曰类中风。盖类也者，类似也。而《金匮》《千金》之所谓中风，岂类《伤寒论》之所谓中风乎？不类也，宜其不得其治也。为则朝夕苦思，参考仲景氏之方。今所谓中风者，身体疼痛不仁，而往往附子之证也，今举一二而征焉。乌头桂枝汤证曰：手足不仁，身疼痛也。去桂加术汤证曰：身体疼烦，不能自转侧。桂枝加附子汤证曰：四肢微急，难以屈伸。今有此证，而用此方，无一不中。中则瞑眩，疾乃瘳。吾故曰：今所谓中风者，非古所谓中风，而仲景氏用附子剂者也，不可不知矣。

品　考

附子，今用本邦之乌头也。出于奥州南部津轻松前者，是为上品。今汉客来鬻者，盐藏而非自然之物也，其功能不与古人所论同也。李时珍曰：及一两者难得，但得半两已上者皆良。今汉客来鬻者，大及二两，小不下半两。本邦之乌头，与时珍所说，其轻重祇同，而其效与古人之所用亦祇同也，于是乎吾不用彼而用此也。《博物志》曰：乌头、附子、天雄，一物也。《广雅》曰：奚毒，附子也。一年为侧子，二年为乌喙，三年为附子，四年为乌头，五年为天雄。为则按：其效皆同，而后世辨别之，不可从矣。剉用。

半　夏

主治痰饮，呕吐也。旁治心痛，逆满，咽中痛，咳悸，腹中雷鸣。

考　征

大半夏汤证曰：呕吐。

以上一方，半夏二升。

小半夏汤证曰：呕吐，谷不得下。

小半夏加茯苓汤证曰：呕吐，又云眩悸。

半夏厚朴汤证曰：咽中如有炙脔。

以上三方，半夏皆一升。

半夏泻心汤证曰：呕而肠鸣。

生姜泻心汤证曰：胁下有水气，腹中雷鸣。

甘草泻心汤证曰：腹中雷鸣。又云：干呕。

小柴胡汤证曰：呕。又云：咳。又云：心下悸。

大柴胡汤证曰：呕不止。

小青龙汤证曰：心下有水气，干呕，发热而咳。又曰：吐涎沫。

葛根加半夏汤证曰：呕。

黄芩加半夏生姜汤证曰：干呕。

越婢加半夏汤证曰：咳。

苓甘姜味辛夏汤证曰：呕。

栝楼薤白半夏汤证曰：心痛。

黄连汤证曰：欲呕吐。

附子粳米汤证曰：腹中雷鸣。又云：逆满呕吐。

小陷胸汤证曰：结胸病，正在心下，按之则痛。

以上十四方，半夏皆半升。

半夏苦酒汤证曰：咽中伤生疮。

甘遂半夏汤证曰：心下续坚满。

以上二方，半夏十四枚，或十二枚，近半斤。

半夏散证曰：咽中痛。

半夏干姜散证曰：干呕，吐逆，吐涎沫。

半夏麻黄丸证曰：心下悸。

以上三方，半夏诸药等分。

上历观此诸方，半夏主治痰饮、呕吐也明矣。其余诸证呕而有痰者，一是皆半夏治焉。

互 考

呕者，生姜主之。呕而有痰者，半夏主之。

小半夏汤、五苓散，其所治大同而小异。小半夏汤治呕吐有痰饮者，五苓散治呕吐而小便不利也。

大半夏汤证，其载《金匮要略》者，盖非古也，今从《外台秘要》之文。

辨 误

余尝读《本草纲目》半夏条曰：孕妇忌半夏，为其燥津液也。不思之甚矣。妇人乳难，此皆贝母为向导，半夏乃禁用之药。古语有之曰：有故无损。此证而用此药，夫何忌之有？自后人为妊娠而建其药之禁忌也，终使有其证者，不得用其药。悲夫！夫妊娠者，人为而天赋也，故仲景氏无有养胎之药，娩身之后亦然。故方其有疾而药也，不建禁忌。故妊娠呕吐不止者，仲景氏用干姜人参半夏丸。余亦尝治孕妇留饮掣痛者，用十枣汤数剂，及期而免，母子无害也。古语所谓有故无损者，诚然诚然！孕妇忌半夏，徒虚语耳。

品 考

半夏，和、汉无别。剉用焉。世医姜汁制之，此因本草入毒草部，而恐畏其毒，遂杀其能者也，不可从矣。

芫 花

主逐水也。旁治咳，掣痛。

考 征

十枣汤证曰：引胁下痛。又曰：咳。

张仲景氏用芫花，莫过于十枣汤也。为则试服芫花一味，必大泻水。则其逐水也明矣。

辨 误

本草芫花条，慎微曰：《三国志》云，魏初平中，有青牛先生常服芫花，年百余岁，常如五六十。时珍曰：芫花乃下品毒物，岂堪久服？此方外迂怪①之言，不足信也。为则曰：方外迂怪之说，固无论于疾医之道也。下品毒物，岂堪久服？时珍过矣，时珍过矣！有病毒而毒药以攻之，岂不堪久服邪。学者勿眩焉。

品 考

芫花，汉产为良，本邦亦出焉。本邦所产，今之所鬻者，颇多伪也，不可不正矣。本邦俗称志计武志，是真芫花也。

五味子

主治咳而冒者也。

---

① 迂怪：迂阔怪诞。

考 征

小青龙汤证曰：咳。

苓桂五味甘草汤证曰：时复冒。

以上二方，五味子皆半升。

上观此二方，则五味子所主治也，咳而冒者明矣。

互 考

五味子、泽泻，皆主治冒者，而有其别。五味子治咳而冒者，泽泻治眩而冒者也。

辨 误

余尝读本草，有五味子收肺补肾之言，是非疾医之言也，原其为说，由五脏生克而来也。夫疾医之道熄而邪术起，臆测之说于是乎行，无益于治也，不可从矣。

品 考

五味子，朝鲜之产，是为上品，汉次之，本邦之产，其品稍劣。剉用。

栝蒌实

主治胸痹也。旁治痰饮。

考 征

小陷胸汤证曰：结胸。

栝蒌薤白白酒汤证曰：胸痹，喘息咳唾。

栝蒌薤白半夏汤证曰：胸痹，不得卧。

枳实薤白桂枝汤证曰：胸痹。

以上四方，栝蒌实皆一枚。

上历观此诸方，其治胸痹及痰饮也明矣。所谓胸痹者，胸膈痞塞是也。

互　考

枳实薤白桂枝汤条曰：胸痹云云，枳实薤白桂枝汤主之，人参汤亦主之。《金匮要略》往往有此例，此非仲景之古也。夫疾医之处方也，各有所主，岂可互用乎。胸痹而胸满，上气，喘息，咳唾，则枳实薤白桂枝汤主之；胸痹而心下痞硬，则人参汤主之。此所以不可相代也。学者思诸。

品　考

栝蒌实，颂曰：其形有正圆者，有锐而长者，功用皆同。今用世所谓王章者。李时珍曰：栝蒌古方全用，后世乃分子瓤各用。今从古也。

葛　根

主治项背强也。旁治喘汗出。

考　征

葛根黄连黄芩汤证曰：喘而汗出。说在互考中。

以上一方，葛根半斤。

葛根汤证曰：项背强。

葛根加半夏汤证不具也。说在互考中。

桂枝加葛根汤证曰：项背强。

以上三方，葛根皆四两。

为则曰：葛根主治项背强急也。葛根汤及桂枝加葛根汤，皆足以征焉。

互 考

葛根黄连黄芩汤，其用葛根最多，而无项背强急之证，概阙文也。施诸下利喘而汗出者，终无有效也。项背强急而有前证者，即是影响也。其文之阙，斯可知也耳矣。

葛根加半夏汤条曰：太阳与阳明合病。此非疾医之言也，不取焉。葛根汤证而呕者，此方即主之也。

品 考

葛根，和、汉无异种。药铺所谓生干者，是为良也。剉用。

防 己

主治水也。

考 征

木防己汤证曰：支饮。

防己茯苓汤证曰：四肢肿。

防己黄耆汤证曰：身重。又曰：肿及阴。［批］注：防己黄耆汤，《金匮要略》所载，分量不古，今从《外台秘要》作防己四两①。

---

① 防己……四两：此注在原书天头处。

以上三方，防己皆四两。

己椒苈黄丸证曰：肠间有水气。

以上一方，防己一两。

上历观此诸方，其治水也明矣。未见施诸他证者也。

互 考

木防己汤，人参为君，故治心下痞坚而有水者。防己茯苓汤，茯苓为君，故治四肢聂聂①动而水肿者。防己黄耆汤，黄耆为君，故治身重汗出而水肿者。仲景氏用防己，未见以为君药者也，而其治水也的然明矣。

品 考

防己，有汉、木二种。余家用所谓汉防己者也。为则按：木防己出汉中者，谓之汉防己，譬如汉术、辽五味子也。后世歧而二之，其茎谓之木防己，可谓误矣。余试用所谓木防己者，终无寸效。而所谓汉防己者，能治水也，于是断乎用之。陶弘景曰：大而青白色，虚软者好，黑点木强者不佳。李当之曰：其茎如葛蔓延，其根外白内黄如桔梗，内有黑纹如车辐解者良。颂曰：汉中出者，破之文作车辐解，黄实而香，茎梗甚嫩，苗叶小类牵牛，折其茎一头吹之，气从中贯，如木通然。它处者，青白虚软，又有腥气，皮皱，上有丁足子，名木防己。苏恭曰：木防己，不任用也。

---

① 聂聂：轻虚平和貌。

下　卷

香　豉

主治心中懊忱也。旁治心中结痛及心中满而烦也。

考　征

枳实栀子豉汤证不具也。说在互考中。

栀子大黄豉汤证曰：心中懊忱。

以上二方，香豉皆一升。

栀子豉汤证曰：心中懊忱。又曰：胸中窒。又曰：心中结痛。

栀子甘草豉汤证不具也。说在互考中。

栀子生姜豉汤证不具也。说在互考中。

以上三方，香豉皆四合。

瓜蒂散证曰：心中满而烦。

以上一方，香豉一合。

上观此诸方，其主治心中懊忱也明矣。

互　考

枳实栀子豉汤条，无心中懊忱证。为则按：栀子大黄豉汤，此枳实栀子豉汤而加大黄者，而其条有心中懊忱之证。心中懊忱，固非大黄所主治也，然则枳实栀子豉汤条，其脱心中懊忱之证也明矣。

栀子甘草豉汤、栀子生姜豉汤，是栀子豉汤加味之方也。故每章之首，冠以"若"字焉。心中懊侬而少气者，栀子甘草豉汤；心中懊侬而呕者，栀子生姜豉汤。斯可以知已。

辨 误

栀子豉汤方后，皆有"一服得吐，止后服"七字，世医遂误以为吐剂，不稽①之甚。为则试之，特治心中懊侬耳，未尝必吐也。且心中懊侬而呕者，本方加用生姜，其非其吐剂也亦可以见矣。《伤寒论集注》曰：旧本有"一服得吐，止后服"七字，此因瓜蒂散中有香豉，而误传于此也，今为删正。余亦从之。

品 考

香豉，李时珍曰：造淡豉法，用黑大豆二三斗，六月中淘净，水浸一宿，沥干蒸熟，取出摊席上，候微温，蒿覆。每三日一看，候黄衣上遍，不可大过。取晒簸净，以水拌之，干湿得所，以汁出指间为准。安瓮中筑实，桑叶盖厚三寸，密封泥，于日中晒七日，取出曝一时，又以水拌入瓮，如此七次。再蒸过摊去火气，瓮收筑封，即成矣。

泽 泻

主治小便不利冒眩也。旁治渴。

---

① 不稽：无可查考。

考 征

泽泻汤证曰：心下有支饮，其人苦冒眩。

五苓散证曰：小便不利，微热消渴。

以上二方，以泽泻为君药。泽泻汤，泽泻五两。五苓散，一两六铢半。

茯苓泽泻汤证曰：吐而渴欲饮水。

以上一方，泽泻四两。

八味丸证曰：小便不利。又曰：消渴，小便反多。

以上一方，泽泻三两。

猪苓汤证曰：渴欲饮水，小便不利。

以上一方，泽泻一两。

牡蛎泽泻散证曰：从腰以下有水气。

以上一方，用泽泻与余药等分。茯苓泽泻汤以下四方，以泽泻为佐药也。

上历观此诸方，泽泻所主治也，不辨而明矣。

互 考

泽泻、五味子，同治冒而有其别也。说见于五味子部中。

辨 误

陶弘景曰：泽泻久服则无子。陈日华曰：泽泻催生，令人有子。李时珍辨之，其论详于《本草纲目》。夫怀孕妇人之常也，而有病不孕，故其无病而孕者，岂其药之所能得失乎。三子不知此义，可谓谬矣。余尝治一妇人，年三十有余，病而无子，有年于兹。诸医无如之何，余为诊之，胸膈烦躁上逆，而渴甚则如狂。乃与石膏黄连甘草汤，并以滚痰丸服之，周岁诸证尽愈。其父大喜，以语前医。前医曰：治病则可，而不仁也。曰：何谓也？曰：多服石膏无子也，是绝妇道也，非不仁而何。其父愕然，招余诘之。余答曰：医者掌疾病者也。而孕也者，人为而天赋，医焉知其有无哉？且彼人之言，子何不察焉？彼人疗之十有三年，而不能治之，彼岂豫知其来者乎？其父曰：然。居顷之其妇人始孕也，弥月而免，母子无恙。余故曰：妇人无病则孕，非药之所能得失也。

品　考

泽泻，本邦仙台所出，是为良也。剉用。

薏苡仁

主治浮肿也。

考　征

薏苡附子散证不具也。

以上一方，薏苡仁十五两。

薏苡附子败酱散证曰：腹皮急，按之濡，如肿状。

以上一方，薏苡仁十分。

麻黄杏仁薏苡甘草汤证不具也。

以上一方，薏苡仁半两。

互　考

薏苡附子散证不具也。而薏苡附子败酱散言如肿状，则主治浮肿明矣。麻黄杏仁薏苡甘草汤亦就麻黄杏仁甘草石膏汤而去石膏加薏苡，则用之于咳喘浮肿可也。

品 考

薏苡仁，和、汉无别，田野水边处处多有焉。本交趾之种，马援载还也。本邦有二种，其壳厚无芽，以为念经数珠，不中用药也；有芽尖而壳薄，即薏苡也。俗传其种，弘法师之所将来也，因号弘法麦。

薤 白

主治心胸痛，而喘息咳唾也。旁治背痛，心中痞。

考 征

瓜蒌薤白白酒汤证曰：喘息，咳唾，胸背痛。

枳实薤白桂枝汤证曰：胸痹，心中痞。

以上二方，薤白皆半升。

瓜蒌薤白半夏汤证曰：心痛彻背。

以上一方，薤白三两。

上历观此三方，薤白所主治也，不辨而明矣。

品 考

薤白，有赤、白二种，白者为良。李时珍曰：薤叶状似韭，韭叶中实，而扁有剑脊，薤叶中空，似细葱叶而有棱，气亦如葱。二月开细花，紫白色。根如小蒜，一本数颗，相依而生。五月叶青则掘之，否则肉不满也。

干 姜

主治结滞水毒也。旁治呕吐，咳，下利，厥冷，烦躁，腹痛，胸痛，腰痛。

考 征

大建中汤证曰：心胸中大寒痛，呕不能饮食。

苓姜术甘汤证曰：身体重，腰中冷。又云：腰以下冷痛。

半夏干姜散证曰：干呕，吐逆，吐涎沫。

以上三方，干姜或四两，或诸药等分。

人参汤证曰：喜唾。又曰：心中痞。

通脉四逆汤证曰：下利清谷。又曰：手足厥逆。又云：干呕。

小青龙汤证曰：心下有水气，干呕。又云：咳。

半夏泻心汤证曰：呕而肠鸣。

柴胡姜桂汤证曰：胸胁满。又云：心烦。

黄连汤证曰：腹中痛，欲呕吐。

苓甘五味姜辛汤证曰：咳，胸满。

干姜黄连黄芩人参汤证曰：吐，下。

六物黄芩汤证曰：干呕，下利。

以上九方，干姜皆三两。

栀子干姜汤证曰：微烦。

甘草干姜汤证曰：厥，咽中干，烦躁，吐逆。

干姜附子汤证曰：烦躁不得眠。

以上三方，干姜二两、一两，而四两之例。

四逆汤证曰：下利清谷。又曰：手足厥冷。

以上一方，干姜一两半，而三两之例。

桃花汤证曰：下利。

干姜人参半夏丸证曰：呕吐不止。

以上二方，干姜皆一两，而三两之例。

上历观此诸方，其呕吐者，咳者，痛者，下利者之等，一是皆水毒之结滞者也。

互 考

孙思邈曰：无生姜则以干姜代之。以余观之，仲景氏用生姜、干姜，其所主治，大同而小异。生姜主呕吐，干姜主水毒之结滞者也，不可混矣。

辨 误

本草以干姜为大热，于是世医皆谓四逆汤方中姜、附热药也，故能温厥冷，非也。按厥冷者，毒之急迫也，故甘草以为君，而姜、附以为佐。其用姜、附者，以逐水毒也，何热之有。京师二条路白山街有嘉兵卫者，号近江铺。其男年始十有三，一朝而下利，及至日午，无知其行数。于是神气困冒，医为独参汤与之。及至日晡所，手足厥冷，医大惧，用姜、附益多，而厥冷益甚。诸医皆以为不治，余为诊之，百体无温，手足擗地，烦躁而叫号，如有腹痛之状，当脐有动，手不可近。余乃谓曰：是毒也，药可以治焉。如其死生，则我不知之也。虽然，今治亦死；不治亦死，等死死，治可乎？亲戚许诺。乃与大承气汤，一帖之重十二钱。一服不知；复与，厥冷则变为热；三服而神色反正，下利减半；服十日所，诸证尽退。由是观之，医之于事，知此药解此毒耳。毒之解也，厥冷者温，大热者凉。若以厥冷复常为热药，则大黄、芒消亦为热药乎。药物之寒热温凉，其不可论，斯可以知已。

品 考

干姜，本邦之产有二品，曰干生姜，曰三河干姜。所谓干生姜者，余家用之；所谓三河干姜者，余家不用也。

杏 仁

主治胸间停水也。故治喘咳，而旁治短气，结胸，心痛，形体浮肿。

考 征

麻黄汤证曰：无汗而喘。

以上一方，杏仁七十个。

苓甘姜味辛夏仁汤证曰：形肿者加杏仁。

以上一方，杏仁半升。

茯苓杏仁甘草汤证曰：胸中气塞，短气。

麻黄杏仁甘草石膏汤证曰：喘。

桂枝加厚朴杏子汤证曰：喘。

以上三方，杏仁皆五十个。

大青龙汤证曰：咳喘。

麻黄杏仁薏苡甘草汤证不具也。说在《类聚方》①。

以上二方，杏仁四十个，二两，而五十个之例。

大陷胸丸证曰：结胸者，项亦强。

走马汤证曰：心痛。

以上二方，杏仁诸药等分。

上历观此诸方，杏仁主治胸间停水也明矣。

互 考

杏仁、麻黄同治喘，而有其别。胸满不用麻黄，身疼不用杏仁。其二物等用者，以有胸满、身疼二证也。

《金匮要略》曰：胸痹云云，茯苓杏仁甘草汤主之，橘枳姜汤亦主之。为则按：胸痹，短气，筋惕肉瞤，心下悸者，茯苓杏仁甘草汤主之；胸痹，呕吐，哕逆者，橘皮枳实生姜汤主之。二方治一证，非古之道也。栝蒌实条既辨明之，今不赘于兹也。

品 考

杏仁，和、汉无异品也。制之之法，去皮不去尖。

大 枣

主治挛引强急也。旁治咳嗽，奔豚，烦躁，身疼，胁痛，腹中痛。

---

① 说在类聚方：出自吉益氏所著《类聚方》：麻黄半两，甘草一两，薏苡仁半两，杏仁十个。上剉麻豆大，每服四钱匕，水半盏，煮八分，去滓，温服，有微汗，避风。病者一身尽疼，发热，日晡所剧者，名风湿。此病伤于汗出当风，或久取冷所致也。

考　征

十枣汤证曰：引胁下痛。又曰：咳烦，胸中痛。

葶苈大枣汤证曰：咳逆上气，喘鸣迫塞。又曰：不得息。

以上二方，以大枣为君药，一则十枚，一则十二枚。

苓桂甘枣汤证曰：欲作奔豚。

越婢汤证不具也。说在《类聚方》①。

生姜甘草汤证不具也。说在互考中。

以上三方，大枣皆十五枚。

甘麦大枣汤证曰：脏躁，喜悲伤。

以上一方，大枣十枚。

小柴胡汤证曰：颈项强，又云胁痛。

小建中汤证曰：急痛。

大青龙汤证曰：身疼痛，汗不出而烦躁。

黄连汤证曰：腹中痛。

葛根汤证曰：项背强。

---

① 说在类聚方：出自吉益氏所著《类聚方》：麻黄六两，石膏半斤，生姜三两，大枣十五枚，甘草二两。上五味，以水六升，先煮麻黄，去上沫，内诸药，煮取三升，分温三服。风水，恶风，一身悉肿，脉浮，不渴，续自汗出，无大热。为则按：大青龙汤证而无咳嗽冲逆，有脚挛痛之证者主之。"不渴"当作"渴"。"自汗出"之下，当有"或无汗"字。

黄芩汤证不具也。说在《类聚方》①。

桂枝加黄耆汤证曰：身疼重，烦燥。

吴茱萸汤证曰：烦躁。

以上九方，大枣皆十二枚。

上历试此诸方，皆其所举诸证，而有挛引强急之状者，用大枣则治矣，不则无效也。且也十枣汤，大枣为君药，而有引痛证，斯可以为征已。

互　考

甘麦大枣汤条，有喜悲伤证，此毒之逼迫也。故用大枣，以治挛引强急；用甘草小麦，以缓迫急也。

苓桂甘枣汤条，有奔豚证，此其毒动而上冲，有挛引强急之状者，故用大枣也。

生姜甘草汤证曰：咳唾涎沫不止。为则按：若证之人，患胸中有挛引强急之状，故用大枣居多也。

为则按：仲景氏用大枣、甘草、芍药，其证候大同而小异，要在自得焉耳。

辨　误

大枣养脾胃之说，非古也，不取焉。古人云：攻病以毒药，养精以谷肉果菜。夫攻之与养，所主不同，一物而

---

① 说在《类聚方》：出自吉益氏所著《类聚方》：黄芩三两，甘草二两，芍药二两，大枣十二枚。上四味，以水一斗，煮取三升，去滓，温服一升，日再夜一服。若呕者，加半夏半升，生姜三两。太阳与少阳合病，自下利者，与黄芩汤；若呕者，黄芩加半夏生姜汤主之。为则按：当有心下痞，腹强急证。

二义。如曾皙之于羊枣，好而食之，是养也；如十枣汤用大枣，恶而不避，是攻也。无他。嗜好之品，而充食用则为养也，而充药物则为攻也。十枣汤，大枣为君，而治挛引强急，岂以为养哉。

品　考

大枣，汉种者为良，其品核小而肉厚也。不去核而剉用之。

橘　皮

主治呃①逆也。旁治胸痹，停饮。

考　征

橘皮竹茹汤证曰：哕逆。哕者，呃之谓也。

以上一方，橘皮二斤。

橘皮枳实生姜汤证曰：胸痹。说在杏仁部中。

以上一方，橘皮一斤。

橘皮汤证曰：哕。

以上一方，橘皮四两。

茯苓饮证曰：心胸中有停痰。

以上一方，橘皮二两半。

上历观此诸方，主治呃逆也明矣。胸痹者，停痰者，其有呃逆之证，则橘皮所能治也。

---

① 呃：原作"吃"，据文义改。

品 考

橘皮，近世间以柑子代橘皮，非也，可撰用焉。真橘树者，余观之于和州春日祠前，于远州见附驿也。

吴茱萸

主治呕而胸满也。

考 征

吴茱萸汤证曰：呕而胸满。

以上一方，吴茱萸一升。

品 考

吴茱萸，无赝物。

瓜 蒂

主治胸中有毒，欲吐而不吐也。

考 征

瓜蒂散证曰：胸中痞硬，气上冲咽喉，不得息者。又曰：心中满而烦，饥而不能食者，病在胸中。

以上一方，瓜蒂一分。

品 考

瓜蒂，宗奭、时珍以为甜瓜蒂，试之无寸效也。又有一种名柿瓜，其种殊少，而其形如柿。又有一种如柿瓜而皮上有毛者，其始皆太苦而不可食也，及熟则尤甜美，其蒂甚苦，有效，可用，《三才图会》所谓青瓜也。本邦越前之产，是为良也。

桂　枝

主治冲逆也。旁治奔豚，头痛，发热，恶风，汗出，身痛。

考　征

桂枝加桂汤证曰：气自少腹上冲心。

以上一方，桂枝五两。

桂枝甘草汤证曰：其人叉手自冒心，心下悸欲得按。

桂枝甘草附子汤证不具也。说在互考中。

苓桂甘枣汤证曰：欲作奔豚。

苓桂五味甘草汤证曰：气从少腹上冲胸咽。

桂枝附子汤证不具也。说在互考中。

以上五方，桂枝皆四两。

桂枝汤证曰：上冲。又曰：头痛，发热，汗出，恶风。

苓桂术甘汤证曰：气上冲胸。

以上二方，桂枝皆三两。

上历观此诸方，桂枝主治冲逆也明矣。头痛、发热之辈，其所旁治也。仲景之治疾，用桂枝者，居十之七八，今不枚举焉。

互　考

桂枝甘草汤证曰：其人叉手自冒心。为则按：叉手冒心者，以悸而上冲故也。

桂枝甘草附子汤条，无上冲证。为则按：此方桂枝甘草汤而加附子者也。桂枝甘草汤条有上冲证，然则此汤亦当有上冲证，其脱此证也明矣。

桂枝附子汤，用桂枝多于桂枝加附子汤，而无上冲证，盖阙文也。桂枝加附子汤条犹有桂枝之证，况于此汤而可无桂枝之证乎。

辨　误

范成大《桂海志》云：凡木叶心皆一纵理，独桂有两道，如圭形，故字从之。陆佃《埤雅》云：桂犹圭也。倡导百药，为之先聘通使，如执圭之使也。为则按：制字之说，范为得之，盖以其所见而言之也；陆则失矣，盖以臆测之而强作之说也，不可从矣。《伤寒论》曰：桂枝本为解肌。非仲景氏之意也，不取。此盖注误入本文者也。宗奭曰：汉张仲景以桂枝汤治伤寒表虚。是不善读《伤寒论》之过也。《伤寒论》中间说表里虚实，非疾医之言也，盖后人所搀入也。凡仲景之用桂枝，以治上冲也。桂枝汤条曰：上冲者，可与桂枝汤；若不上冲者，不可与之。桂枝加桂汤条曰：气从少腹上冲心。又按，去桂加术汤条曰：小便自利。由是观之，上冲则用桂；下降则否，斯可以见已。且虚实之说，仲景所言不失古训，而后人所搀入，则不合古训。宗奭不善读书，而妄为之说，过矣。

品　考

桂枝，气味辛辣者为上品也。李杲以气味厚薄分桂枝、肉桂，遂构上行下行之说，是臆测也，不可从矣。桂枝也，肉桂也，桂心也，一物而三名也。桂心之说，陈藏器、李时珍得之。

厚 朴

主治胸腹胀满也。旁治腹痛。

考 征

大承气汤证曰：腹胀满。又曰：腹中满痛。

厚朴三物汤证曰：痛而闭。

厚朴七物汤证曰：腹满。

厚朴生姜甘草半夏人参汤证曰：腹胀满。

以上四方，厚朴皆半斤。

枳实薤白桂枝汤证曰：胸满。

栀子厚朴汤证曰：腹满。

以上二方，厚朴皆四两。

半夏厚朴汤证曰：咽中如有炙脔①。

以上一方，厚朴三两。

小承气汤证曰：腹大满不通。

以上一方，厚朴二两。

上历观此诸方，厚朴主治胀满也明矣。

互 考

厚朴三物汤条，无腹满证。此汤即大承气汤而无芒消

---

① 炙脔（luán 栾）：烤肉。

者也，然则有腹满证也可知已。其无芒消者，以无坚块也。

辨　误

张元素曰：厚朴虽除腹胀，若虚弱人，宜斟酌用之，误则脱人之元气也。为则曰：是无稽之言也。古语曰：攻病以毒药。方疾之渐也，元气为其所抑遏，医以毒药攻之，毒尽而气旺，何怖之有？请举其征：大承气汤，厚朴为君，而有此汤之证者多乎。不能食，神气不旺者，于是施以此汤，则毒除也。毒除能食，能食气旺，往往而然也。厚朴脱人之元气，徒虚语耳。

品　考

厚朴，汉产为良，本邦所产非真厚朴也，不堪用矣。或云本邦之产有二种，其一则冬月叶不落，是与汉土所产同，比献山有之。

枳　实

主治结实之毒也。旁治胸满，胸痹，腹满，腹痛。

考　征

枳术汤证曰：心下坚，大如盘。

以上一方，枳实七枚。

枳实芍药散证曰：腹痛，烦满。

以上一方，枳实诸药等分。

桂枝枳实生姜汤证曰：心悬痛。

大承气汤证曰：腹胀满。

厚朴三物汤证曰：痛而闭。

厚朴七物汤证曰：腹满。

栀子大黄豉汤证曰：热痛。

以上五方，枳实皆五枚。

大柴胡汤证曰：心下急，郁郁微烦。

枳实薤白桂枝汤证曰：胸满。

栀子厚朴汤证曰：心烦，腹满。

以上三方，枳实皆四枚。

小承气汤证曰：腹大满，不通。

枳实栀子豉汤证不具也。说在互考中。

橘皮枳实生姜汤证曰：胸痹。

以上三方，枳实皆三枚。

上历观此诸方，枳实主治结实之毒也明矣。

互 考

仲景氏用承气汤也，大实大满，结毒在腹，则大承气汤，其用枳实也，五枚。唯腹满，不通，则小承气汤，其用枳实也，三枚。枳实主治结实，斯可以见已。枳实栀子豉汤，其证不具也。为则按：栀子、香豉，主治心中懊侬，而更加枳实，则其有胸满之证也明矣。

品 考

枳实，本邦所产称枳实者不堪用也，汉土之产，亦多赝也，不可不择焉。《本草纲目》诸家歧枳实、枳壳而为之说，非古也。吾则从仲景氏也。

栀 子

主治心烦也。旁治发黄。

考 征

大黄消石汤证曰：黄疸。

栀子柏皮汤证曰：身黄。

以上二方，栀子皆十五枚。

栀子豉汤证曰：烦。

栀子甘草豉汤证不具也。说在香豉部中。

栀子生姜豉汤证不具也。说在香豉部中。

枳实栀子豉汤证不具也。说在枳实部中。

栀子厚朴汤证曰：心烦。

栀子干姜汤证曰：微烦。

茵陈蒿汤证曰：心胸不安，久久发黄。

以上七方，栀子皆十四枚。

栀子大黄豉汤证曰：黄疸。

以上一方，栀子十二枚。

上历观此诸方，栀子主治心烦也明矣。发黄者，其所旁治也。故无心烦之证者而用之，则未见其效矣。

互 考

栀子大黄豉汤，栀子十二枚。为则按：当作十四枚，是栀子剂之通例也。为则按：香豉以心中懊恼为主，栀子则主心烦也。

辨　误

本草诸说，动辄以五色配五脏。其说曰：栀子色赤，味苦，入心而治烦。又曰：栀子治发黄，黄是土色，胃主土，故治胃中热气。学者取其然者，而莫眩其所以然者。斯为可矣。

品　考

栀子，处处出焉。剉用。

酸枣仁

主治胸膈烦躁，不能眠也。

考　征

酸枣仁汤证曰：虚烦不得眠。为则按：虚烦当作烦躁。

以上一方，酸枣仁二升。

辨　误

时珍曰：熟用不得眠，生用好眠①。误矣。眠与不眠，非生熟之所为也，乃胸膈烦躁，或眠，或不眠者，服酸枣仁，则皆复常矣。然则酸枣仁之所主，非主眠与不眠也，而历代诸医以此立论，误也，以不知人道也。夫人道者，

---

① 熟用……好眠：《本草纲目·木部·第三十六卷·酸枣》作"其仁甘而润，故熟用疗胆虚不得眠，烦渴虚汗之症；生用疗胆热好眠"。

人之所能为也；非人之所能为者，非人道也。学圣人之道，然后始知之。盖眠者，寤者，造化之主也，而非人之为也；而烦躁者，毒之为而人之造也，酸枣能治之。故胸膈烦躁，或寤而少寐，或寐而少寤，予不问酸枣之生熟，用而治之，则烦躁罢而寤寐复故。呜呼悲哉，圣人之世远人亡，历代之学者，其解圣经，往往以天事混之于人事，故其论可闻，而行不可知也。人而不人，医而不医，吾党小子慎之，勿混造化与人事矣。

品 考

酸枣仁，和、汉共有焉，汉产为良也。

茯 苓

主治悸及肉瞤筋惕也。旁治小便不利，头眩，烦躁。

考 征

苓桂甘枣汤证曰：脐下悸。

茯苓戎盐汤证不具也。说在互考中。

茯苓泽泻汤证不具也。说在互考中。

以上三方，茯苓皆半斤。

防己茯苓汤证曰：四肢聂聂动。

茯苓四逆汤证曰：烦躁。

以上二方，茯苓皆六两。

茯苓杏仁甘草汤证不具也。说在互考中。

以上一方，茯苓三两，而亦六两之例。

苓桂术甘汤证曰：身为振振摇，又云头眩。

苓桂五味甘草汤证曰：小便难。

苓姜术甘汤证不具也。说在互考中。

木防己去石膏加茯苓芒消汤证不具也。说同上。

小半夏加茯苓汤证曰：眩悸。

半夏厚朴汤证不具也。说在互考中。

以上六方，茯苓皆四两。此外苓桂剂颇多，今不枚举焉。

茯苓甘草汤证曰：心下悸。

以上一方，茯苓二两，而亦四两之例。

茯苓饮证不具也。说在互考中。

茯苓瞿麦丸证曰：小便不利。

葵子茯苓散证曰：头眩。

真武汤证曰：心下悸，头眩，身瞤动。

附子汤证不具也。说在互考中。

桂枝去桂加苓术汤证曰：小便不利。

以上六方，茯苓皆三两。

五苓散证曰：脐下有悸，吐涎沫而癫眩。

以上一方，茯苓十八铢。

猪苓汤证曰：小便不利，心烦。

桂枝茯苓丸证曰：胎动。说在互考中。

以上二方，茯苓诸药等分。

上历观此诸方，曰心下悸，曰脐下悸，曰四肢聂聂动，曰身瞤动，曰头眩，曰烦躁，一是皆悸之类也。小便不利而悸者，用茯苓则治；其无悸证者而用之，则未见其效。然则悸者茯苓所主治。而小便不利者则其旁治也，头眩、烦躁亦然。

互　考

茯苓戎盐汤、茯苓泽泻汤，各用茯苓半斤，以为主药，而不举茯苓之证。苓桂甘枣汤，亦用茯苓半斤，而有脐下悸之证。其它用茯苓为主药者，各有悸、眩、瞤动之证，况于二方多用茯苓，而可无若证乎？其证脱也必矣。

茯苓杏仁甘草汤方，是苓桂术甘汤去桂、术，加杏仁者也，然则其脱茯苓之证也明矣。

苓姜术甘汤方，是苓桂术甘汤以姜代桂者也。而苓桂术甘汤，有身为振振摇证，此非桂之主证，而苓之所能治也。然则苓姜术甘汤条脱此证也明矣。

木防己去石膏加茯苓芒消汤方，是防己茯苓汤以黄耆、甘草代人参、芒消者。而防己茯苓汤有四肢聂聂动之证，是非黄耆、甘草之主证，而茯苓之所主治也。由是观之，此汤脱四肢瞤动之证也明矣。

半夏厚朴汤，是小半夏加茯苓汤更加厚朴、苏叶者也，然则其脱眩、悸之证也明矣。

茯苓甘草汤方，是苓桂术甘汤去术加姜者也，可以前例而推之。

茯苓饮以苓为主，而不举其证。以他例推之，心下悸而痞硬，小便不利，自吐宿水者，此汤所主治也。

附子汤方，是真武汤去姜加参者也。真武汤条，有心下悸、头眩、身瞤动之证，然则此汤之条脱若证也明矣。

桂枝茯苓丸证曰：胎动在脐上。为则按：盖所谓奔豚也，而不可臆测焉，以旁例推之，上冲心下悸，经水有变，或胎动者，此丸所主也。

人参、茯苓、黄连，其功大同而小异，说在人参部中。

品 考

茯苓，和、汉无异也。陶弘景曰：仙方止云茯苓，而无茯神，为疗既同，用之应无嫌，斯言得之。赤白补泻之说，此臆之所断也，不可从矣。

猪 苓

主治渴而小便不利也。

考 征

猪苓汤证曰：渴欲饮水，小便不利。

猪苓散证曰：思水者。

以上二方，猪苓诸药等分。

五苓散证曰：小便不利，微热，消渴。

以上一方，猪苓十八铢。

上历观此三方，猪苓所主治，渴而小便不利也明矣。

品 考

猪苓，和、汉共有焉，汉产实者为良也。

水 蛭

主治血证也。

考 征

抵当汤证曰：少腹硬满云云。又曰：经水不利下。

抵当丸证曰：少腹满，应小便不利。今反利者，为有血也。

以上二方，水蛭或三十个，或二十个。

上观此二方，则水蛭之所主治也明矣。为则按：诊血证也，其法有三焉。一曰少腹硬满，而小便利者，此为有血；而不利者，为无血也。二曰病人不腹满，而自言腹满也。三曰病人喜忘，屎虽硬，大便反易，其色必黑，此为有血也。仲景氏诊血证之法，不外于兹矣。

品 考

水蛭，苏恭曰：有水蛭、草蛭。大者长尺计，并能唼牛马人血。今俗多取水中小者，用之大效。

龙 骨

主治脐下动也。旁治烦，惊，失精。

考 征

桂枝去芍药加蜀漆龙骨牡蛎汤证曰：惊狂，起卧不安。

以上一方，龙骨四两。

桂枝加龙骨牡蛎汤证曰：失精，少腹弦急。

天雄散证阙。说在术部中。

蜀漆散证不具也。说在互考中。

以上三方，龙骨三两，或诸药等分。

柴胡加龙骨牡蛎汤证曰：烦惊。

以上一方，龙骨一两。说在《外传》中。

桂枝甘草龙骨牡蛎汤证曰：烦躁。

以上一方，龙骨二两，而亦四两之例。

上历观此诸方，龙骨所治，惊狂、烦躁、失精也，无容疑者。为则每值有其证者，辄用之而间有无效者，于是乎中心疑之，居数岁始得焉。其人脐下有动而惊狂，或失精，或烦躁者，用龙骨剂则是影响；其无脐下动者而用之，则未见其效。由是观之，龙骨之所主治者，脐下之动也，而惊狂、失精、烦躁，其所旁治也。学者审诸。

互 考

蜀漆散条，所谓疟者，是寒热发作有时也，而其有脐下动者，此散所主治也；无脐下动者而用之，则未见其效也。

辨 误

龙骨之说，或曰毙也，或曰石也，诸说终无有一定也。为则按：譬如人物乎，父精母血，相因为体，人人而所知也。虽然，果然之与不，孰究论之？龙骨亦然。究论何益之有，至如其效用，则此可论也，可择也，不可不知矣。

品 考

龙骨，以能化者为上品也。有半骨半石之状者，是未化也。取龙骨法如取石膏法也，打碎用之。

牡 蛎

主治胸腹之动也。旁治惊狂，烦躁。

考 征

桂枝去芍药加蜀漆龙骨牡蛎汤证曰：狂起，卧不安。

以上一方，牡蛎五两。

牡蛎汤证不具也。说在互考中。

以上一方，牡蛎四两。

牡蛎泽泻散证不具也。说在互考中。

以上一方，牡蛎诸药等分。

柴胡姜桂汤证曰：微烦。

以上一方，牡蛎三两。

桂枝甘草龙骨牡蛎汤证曰：烦躁。

以上一方，牡蛎二两，而亦四两之例。

柴胡加龙骨牡蛎汤证曰：烦惊。

以上一方，牡蛎一两半。说在《外传》中。

上历观此诸方，牡蛎所治，惊狂烦躁，似与龙骨无复差别。为则从事于此也。久之，始知牡蛎治胸腹之动矣。学者亦审诸。

互 考

牡蛎、黄连、龙骨，同治烦躁，而各有所主治也。膻中，黄连所主也；脐下，龙骨所主也；而部位不定，胸腹烦躁者，牡蛎所主也。

牡蛎汤条曰疟，牡蛎泽泻散条曰有水气，其所举之证，盖不具也。以他例推之，喘急息迫而胸中有动者，牡蛎汤主之也；身体水肿，腹中有动，渴而小便不利者，牡蛎泽泻散主之也。学者审诸。

品 考

牡蛎，壳之陈久者为良也。余家今用出于艺州者也。坊间所鬻者，不堪用也。

跋

　　盖古书之贵于世，以施诸今而有征也。其古虽并于《诗》《书》，言之与实背驰，则不足贵矣。本草之书，传于世也虽邈①焉，凿说②之甚，辩折③以胸臆，引据以神仙，其言巧而似，于是其理违而远乎实，游断谍谍④，不异赵括之论兵也。先考东洞翁于是作《药征》，考核效验，订绳谬误，揣权宜，精异同。虽颇穷经旨，未尝有如本草说多能者。然循其运用之变，奏异功则殆如天出，而俏性多能，是方之功，而非一物之能也。夫阳燧⑤取火于日，方诸⑥取露于月，而浮云盖其光，则水火忽不可致也。而终日握阳燧不得温手，终夜甜⑦方诸不能止渴。方诸阳燧，虽致水火，责之以其能而不获者，非自然之能也。自然之能出乎天，而不假他力；法用之功成乎人，而不能独立，不可苟混焉。《本草》辩其所以，而不识其实，主治混淆，的证难分，莫法之可以据，载籍虽古，岂足尊信哉？先考

① 邈：遥远。
② 凿说：穿凿附会之说。
③ 辩折：辩驳，驳斥。
④ 谍谍：亦作"喋喋"。说话不止的样子。
⑤ 阳燧：古代用铜制作的镜子形状的利用太阳取火的器具。
⑥ 方诸：古代在月下承露取水的器具。
⑦ 甜：以……为美。

之于《药征》也，主治颇详明，不道阴阳，不拘五材，以显然之证，征于长沙之法，推功之实，审事之状，阐众之所未发，以烛乎冥行①之徒，诚扁鹊之遗范也。其书之已成，受业者奉之，屡请刊行。翁喟然叹曰：过矣。刊行何急？世所刊之书，后欲废者，往往有之，皆卒然之过也。药论者，医之大本，究其精良，终身之业也。今刊未校之书，传乎不朽，为人戮笑②，宁蠹灭于匮中。终不许焉。翁卒暨于今十有二年，遂命剞劂③之师，刊行之于世矣。

天明甲辰之冬十一月朔男猷谨题

---

① 冥行：盲目行事。

② 戮（lù 路）笑：耻笑。

③ 剞劂（jī jué 基绝）：原指刻镂的刀具，引申为雕板、刻印。

东洞先生著述书目记

　　秦、张已没，疾医之道熄焉，而阴阳五行之说炽也，家谈延命，户论养气，而各有所著，其言可闻，而其事不可行矣。先考东洞翁生于千载之下，以复古为己任焉，而其所著述凡若干卷，方术之士往往视之谓是真古疾医之道也。方是时，私淑于先人，而唱古医之方者，不可胜数矣，故其书益见贵。惧后世妄造无根之言，假托先人之名，崇饰其书，以贪利价，使后进眩惑，而大伤先人之志也，岂可不识乎哉。于是录其书目如下：

《方极》一卷

《类聚方》一卷

《医事或问》二卷

《药征》三卷

上四部既刊行者。

《古书医言》四卷

先命"医事古言"者，后改之。

《东洞先生遗稿》三卷

先人固非文苑之徒也，所以集之，不为文章，其言志辨惑，应问释疑者，关涉于医，而有益于事，故辑之也。

上二部，校已成，刊行在迩。

《医方分量考》一卷

上一部，先人颇有所考而著之，以其未全备，故秘不刊行。

《方选》一卷

《丸散方》一卷

上二部，先人为平日调剂所编，故藏于家而不公之，但入门者得誊写耳。

以上凡九部，十七卷。

《医断》一卷

《建殊录》一卷

上二部，门人所著，而先人鉴定之，前既刊行。

天明五年乙巳之春男辰谨记

校注后记

一、作者生平及《药征》简介

《药征》作者吉益为则（1702—1773），字公言，通称周助，号东洞，是继室町时代的永田德本，江户时代的名古屋玄医、后藤艮山、香川修庵之后，大力倡导仲景学说，以复古为己任的中流砥柱和代表人物。吉益氏在学术上颇多建树，著作亦多，有《方极》一卷、《类聚方》一卷、《医事或问》二卷、《药征》三卷、《古书医言》四卷、《东洞先生遗稿》三卷、《医方分量考》一卷、《方选》一卷、《丸散方》一卷、《医断》一卷、《建殊录》一卷，其中尤以《类聚方》和《药征》流传最广。

《药征》是吉益为则有关药物学的著作，共 3 卷。收载药物 53 种，每种药物分设主治、旁治、考征、互考、辨误、品考等项，并且在自序中做如下解释：主治，"以量之多少，知其所主治也"；旁治，"视病所在，知其所旁治也"；考征，"参互而考之，以知其征"；又说"次举其考之征，以实其所主治也"；互考，"次之以方之无征者，参互而考之"；辨误，"次之以古今误其药功者，引古训而辨之"；品考，"次举其品物，以辨真伪"。

《药征》一书不仅对本草药物学有着卓越的研究贡献，其他如推崇以药代方、以方代证的研究思路，药物主治重视实证亲试，病因病机上强调毒邪，治疗中强调药毒作用，药物引述遵从《本草纲目》等，对后世医学的发展均起着重要的指导作用。

二、《药征》的版本考证

《药征》自在日本问世以来，流传至中国的刻本有数种，另有少量抄本及多种排印本存世。我们依据《中国中医古籍总目》（以下简称《总目》）所提供的馆藏刻本线索，实地进行了调查，并将各馆藏版本进行比照分析，得出一个我们认为较为准确的版本表述。

1. 安徽省图书馆藏本

《总目》表述：日本天明五年乙巳（1785）蒲芦亭刻本。

考证：藏馆著录为"药征三册，日本东洞吉益著，日本天明五年蒲芦亭刊本"。

第一册封面用毛笔书写"药征上本"，第二册封面用毛笔书写"药征中本"，第三册封面用毛笔书写"药征下本"。

无书名页。首为"药征自序"，末署"明和八年中秋之月大日本艺阳吉益为则题"；次为"药征卷之上目次"；其后"东洞先生著述书目记"，末署"天明五年乙巳之春男辰谨记"；再后为《药征》三卷正文；三卷正文后有"药征跋"，末署"天明甲辰之冬十一月朔男猷谨题"；最末为"浪华书林吉田松根堂藏板书目"。书末无牌记。

木刻本。书内正文半叶 9 行，行 18 字。无双行小字。白口，单鱼尾，左右双边。

版心上刻"药征"，中为卷数及页码，下于每卷首页及末页刻有"蒲芦亭藏"四字。

正文卷之上首页版框纵 19.3cm，横 13.5cm。

正文有行格线。软体字。正文内有句读。

书内有木刻眉批一处。亦有不知名者的毛笔眉批若干条。

由于该本缺失书名页，书末又无牌记，因此馆方依据书中"蒲芦亭藏"字样判定该书为"蒲芦亭刊本"。我们认为这种表述只说对了一半。参照其他日本本的牌记和书后藏板目录信息，该馆藏本的版本可准确表述为"日本天明五年乙巳（1785）蒲芦亭藏板浪华书林吉田松根堂刊本"。

2. 国家图书馆（北京图书馆）藏本

①《总目》表述：日本天明五年乙巳（1785）斯文堂刻本。

考证：《药征》三册三卷。

有书名页，自右往左分别是"东洞吉益先生著""药征""平安书林　斯文堂发行"。在"药征"字样下方有阳文小篆"蒲芦亭藏板"红色印章一枚。

卷之上首页版框纵 18.9cm，横 13.6cm。书内也有木刻眉批一处。

"东洞先生著述书目记"置于"药征跋"之后，此与安徽省图书馆藏本不同。

书后牌记有"天明五年乙巳五月""皇都书林"等字样。后未附书坊藏板目录。

其余从版式到内容均与安徽省图书馆藏本一致，可以视为另一个书坊依据蒲芦亭藏板刊印的版本。正确的版本表述应为"日本天明五年乙巳（1785）蒲芦亭藏板平安书林（皇都书林）斯文堂刊本"。

②《总目》表述：民国抄本。

考证：从抄本内容、版式及内容前后排版顺序判断，当以日本文化九年刊本为蓝本抄录。整部抄本无原版本牌记和刊行时间，自序、三卷正文、书目记等内容均影抄，唯有跋的版式不同。

3. 中国中医科学院图书馆藏本

①《总目》表述：日本文化九年壬申（1812）京都书林浪华书林刻本（附续编二卷、续编附录一卷）。

考证：《药征》四册，包括《药征》三册三卷，《药征续编》上下二卷、《药征续编附录》一卷共一册。

无书名页。内容及顺序为："药征自序"、"东洞先生著述书目记"、三卷正文、"药征跋"，书内也有木刻眉批一处，这些均和蒲芦亭藏板一致。除此之外，还有不知名者的毛笔眉批若干条。

与天明五年本子的不同之处是"东洞先生著述书目

记"在"药征自序"之后、"药征卷之上目次"之前，且书后牌记有"天明五年乙丑五月发行""文化九年壬申十月规版"以及"京都书林 浪花书林""吉田善藏"等字样。此处"天明五年乙丑五月发行"中的"乙丑"，当是"乙巳"之误。

首页版框纵 18.9cm，横 13.6cm。

在"药征续编"之后附有"浪华书林吉田松根堂藏书目录"。

因此，依据我们的判断，该藏本准确的版本表述应为"日本文化九年壬申（1812）蒲芦亭藏板京都书林浪华书林吉田松根堂刊本"；或"日本文化九年壬申（1812）蒲芦亭藏板京都书林浪华书林吉田松根堂刊本（附续编二卷、续编附录一卷）"。

②《总目》表述：浙东书局抄本。

考证：全书一册。

无牌记。内容及顺序为"药征自序"、"东洞先生著述书目记"、三卷正文、"药征跋"、"浪华书林吉田松根堂藏版医药书目"。

抄本。书内正文半叶 10 行，行 26 字。白口，单鱼尾，左右双边。

版心中为页码，下每页有"浙东印书局制"六字。

正文卷之上首页版框纵 16.3cm，横 13.5cm。外框纵 20.3cm，横 15.4cm。

正文有小方格。书内有句读。

③《总目》表述：日本抄本。

考证：据实际调查发现，此抄本作者及内容皆非《药征》。

4. 中国医学科学院图书馆藏本

①《总目》表述：日本文化九年壬申（1812）松根堂刻本。

考证：《药征》三册三卷。

无书名页。内容及排序为："药征自序"、"东洞先生著述书目记"、三卷正文、"药征跋"。书后牌记有"文化九壬申年求板""浪华书林　加贺屋善藏梓"等字样。

正文卷之上首页版框纵 19.1cm，横 13.6cm。书内也有木刻眉批一处。

从内容、排序及版式等信息中可以得出，该本为据"蒲芦亭藏板"于日本文化九年刊印。由于没有断定该本为"松根堂"刻本的直接依据，因此馆方确定该本为"日本文化九年壬申（1812）松根堂刻本"的表述略嫌牵强。我们认为，确切的表述应为"日本文化九年壬申（1812）蒲芦亭藏板浪华书林加贺屋刊本"。

②《总目》未见表述。

考证：见到该馆还藏有一种由斯文堂发行的《药征》三册三卷本。实际情况如下：

有书名页。自右至左标为"东洞吉益先生著　药征

平安书林　斯文堂　发行”，在“药征”字样下方有阳文小篆“蒲芦亭藏板”红色印章一枚。后有“药征自序”、三卷正文、“东洞先生著述书目记”、“药征跋”。书后牌记有“天明五年乙巳五月　皇都书林”等字样。书内也有木刻眉批一处。

正文卷之上首页版框纵 18.8cm，横 13.4cm。

从内容、版式等情况可以判断，此本与国家图书馆（北京图书馆）所藏之天明五年本实为同一个版本。亦称“日本天明五年乙巳（1785）蒲芦亭藏板平安书林（皇都书林）斯文堂刊本”。

5. 首都医科大学图书馆藏本

《总目》表述：日本文化九年壬申（1812）松根堂刻本。

考证：因馆方缘故未能见到。

6. 中国科学院上海生命科学信息中心生命科学图书馆藏本

《总目》表述：日本刻本。

考证：《药征》四册（一函），包括《药征》三册三卷，《药征续编》二卷、《药征续编附录》一卷共一册。

有书名页。自右至左依次为“东洞吉益先生著”“药征”“浪花书林　松根堂发行”。

书后牌记有“天明五年乙丑五月发行　文化九年壬申十月规版”的时间落款（此处的“乙丑”也是“乙巳”

之误），还有"京都书林　浪花书林"以及"吉田善藏"等字样。

四册最后附有"平安　玉照堂藏版目录"。

首页版框纵 19.2cm，横 13.6cm。书内也有木刻眉批一处。

就《药征》三册三卷的内容、排版顺序、版式等来看，与中国中医科学院图书馆藏本一致，应该是属于同一个书坊刊行的日本文化九年的版本。具体版本表述应为"日本文化九年壬申（1812）蒲芦亭藏板京都书林浪华书林吉田松根堂刊本"，或"日本文化九年壬申（1812）蒲芦亭藏板京都书林浪华书林吉田松根堂刊本（附续编二卷、续编附录一卷）"。

7. 版本调研结论

经过对几家馆藏刻本的反复比较与仔细核对后发现，所有刊本使用的刻板均为"蒲芦亭藏板"。理由有三：一是无论是书的内容，还是书版形式、字体、页码，均一致；二是在"卷中"的"防己"条下"考征"中，有一个该书唯一一处在天头的木刻注语——"防己黄耆汤金匮要略所载不古今从外台秘要作防己四两"，几个本子也都一样；三是尽管几个本子中"东洞先生著述书目记"部分在书中的位置不同，但由于这部分内容是独立的，且页码顺序自成一体，因此其所处位置对正文的页码排序并无影响。并且这部分自天明五年初刊本到文化九年的刊本，内容、文字、版式等也均是一致的。

因此，可以断定，尽管该书在出版时间、书商以及书坊等方面存在着诸多不同之处，从而形成了不同的刊本，但是这些刊本实际是使用同一个刻板，在不同的时间、由不同的出版商（印书坊）进行多次印刷并稍作部分顺序的调整而形成的。

因此，对各图书馆所藏的这些日本本子的版本信息的正确表述，我们认为应该是："日本天明五年乙巳（1785）蒲芦亭刻板某某书林某某堂刊本"以及"日本文化九年壬申（1812）蒲芦亭刻板某某书林某某堂刊本"，而不是现在所表述的"某某书林某某堂刻本"。

三、《药征》的学术价值

1. 研究思路推崇以药代方、以方代证的方法

在中药学的研究方法与思路中，吉益东洞直接从药物所对应的症状体征入手，直指临证关键，这和既往医家从病机、气化、阴阳五行生克等方面入手的研究思路有所不同。

如《药征》首味药石膏，吉益东洞认为"主治烦渴也，旁治谵语、烦躁、身热"。并援引《伤寒论》中白虎汤证"谵语、遗尿"，白虎加人参汤证"大烦渴"，大青龙汤证"烦躁"数条，以说明石膏证主要是烦渴。

再如柴胡，吉益东洞认为"主治胸胁苦满也。旁治寒热往来，腹中痛，胁下痞硬"，药证依据有小柴胡汤证之

"胸胁苦满，往来寒热"，柴胡加芒消汤证之"胸胁满"，柴胡姜桂汤证"胸胁满、微结"以及大柴胡汤证"心下急，郁郁微烦""往来寒热""心下满痛"，和柴胡桂枝汤证"心下支结"。

而对于补气药物黄耆，主治"肌表之水也"，旁治"身体肿，或不仁者"，药证依据在于耆芍桂枝苦酒汤证有"身体肿、发热汗出而渴"，"汗沾色正黄如药汁"；防己黄耆汤证有"身重、汗出恶风"；防己茯苓汤证有"四肢肿，水气在皮肤中"；黄耆桂枝五物汤证有"身体不仁"，如此等等，因此吉益东洞认为黄耆并非传统意义中的补虚之品。

根据吉益东洞所概括的药效，提示我们在临床上见到心烦、口渴则应考虑是石膏药证，可以运用石膏；而见到"胸胁苦满"证，则需要用柴胡；见到肌表水肿，可以考虑用黄耆。这种研究方法，与现行的辨证论治思维模式相比，思维过程简单明确，以药代方，以方代证。对于当今循证医学的发展，无疑也具有一定的参考意义。而今，有关"方证关系"科学内涵及其关键问题的研究探索已成为中医药现代研究的热点领域，但需要注意的是，方证辨证绝不是简单的症状和药物的一一对应，仍需要深入掌握方证辨证思维。

2. 药物主治重视实证亲试

吉益东洞在医学上高度重视临床实践，有学者将其概括为实证亲试法。在"药征自序"中有"本草之云，终无其验焉。故从事于扁鹊之法，以试其方"，"以试其方之功，而审其药之所主治也"，表明其医学观的形成，是以临床实践为基础的，其对于药物功效主治的结论绝不是单纯来源于理论和文献，而是以仲景临床实践加上自己的实证亲试。

《药征》53味药中，清晰记载了东洞完整临床实践医案的内容有石膏、滑石、艾、麻黄、芫花、香豉等。如滑石"主治小便不利"，方后互考中有"余尝治淋家痛不可忍而渴者，用滑石矾甘散，其痛立息。屡试屡效，不可不知也"，突出了滑石治淋证痛不可忍而渴的功效。东洞也以自身的实践纠正了长期以来沿袭的误区，如在论述香豉时，传统观点认为栀子豉汤方后，皆有"一服得吐，止后服"七字，因此"世医遂误以为吐剂"。东洞特意用治"心中懊憹"，没有发现必吐之象，还有用治"心中懊憹而呕者，本方加用生姜"，从而证实"一服得吐，止后服"七字乃误传于此，从实证的方法判定其为衍文。再如，在芫花条考征中，东洞"试服芫花一味，必大泻水。则其逐水也明矣"，以自身的服药实践，证实了芫花的逐水功效。

而在品考中，东洞也通过临床亲验对于药物的品种及功效等加以鉴定。如"防己，余试用所谓木防己者，终无寸效"。再如麻黄，"仲景氏曰：先煮麻黄去上沫。今汉舶所载而来者，煮之无上沫，共诸药煮之而可也"，用实证的方法对品种及煎煮法都得到了明确的结论。而对于古语如孙思邈所云"无当归以芎䓖代之",东洞亲自实证,"今试尝和州当归,其味大不似芎䓖也;伊歔当归则似焉,故用之也"。

此外,在《药征》的编写中,吉益东洞十分重视"辨误",结合自身临床实践经验,纠正前世对药物的错误认识,阐明自己的观点,即"以古今误其药功者,引古训而辨之"。如石膏并非大寒峻药,人参、黄耆并非补药,孕妇不必忌半夏,大枣养脾胃之说误等等,亦体现了东洞实证亲试的临证特点。

3. 病因病机强调毒邪,治疗强调药毒作用

吉益东洞在病因上重视毒邪,在治疗上认为药物的功效就是以毒攻毒,在病因学上有"凡病,虽千状万态,悉归一毒,故其治也,但去其毒则病已"的观点。文中多处用到"毒"字,如"仲景氏用承气汤也,大实大满、结毒在腹";"烦躁者,毒之为而人之造也";芒消"治食腹满,小腹肿痞之等诸般难解之毒";甘草"旁治厥冷、烦躁、冲逆之等诸般急迫之毒也"……可见,东洞所说的"毒",可以理解为身体机能出现异常时产生的病理产物。

而在治疗中,吉益东洞认为"其毒在表则汗,在上则吐,在下则下",体现了因势利导的观点。对于中药的功效,东洞认为"攻病以毒药。药皆毒,毒即能","药者毒也",在治疗观上体现了对"药毒"的独特认识,即药物的治疗功效,"因病而虚,则毒药以解其病毒""毒药各有

其能，各主一病"。当然，有些观点不免偏颇。

4. 药物引述遵从《本草纲目》

《药征》一书共记载了53味药，经过一一比对，有27味药或多或少地引用了《本草纲目》原文，有的甚至直接大段引用。如"本草芫花条，慎微曰：《三国志》云，魏初平中，有青牛先生常服芫花，年百余岁，常如五六十。时珍曰：芫花乃下品毒物，岂堪久服？此方外迂怪之言，不足信也"，此段文字和《本草纲目》完全一致。

再如对于防己一药的品考，原文引用多位医家论述，如"陶弘景曰：大而青白色，虚软者好，黑点木强者不佳。李当之曰：其茎如葛蔓延，其根外白内黄如桔梗，内有黑纹如车辐解者良。颂曰：汉中出者，破之文，作车辐解，黄实而香；茎梗甚嫩，苗叶小类牵牛，折其茎一头吹之，气从中贯，如木通然。它处者，青白虚软，又有腥气，皮皱，上有丁足子，名木防己。苏恭曰：木防己，不任用也。"此处文字也和《本草纲目》一致。

诸如此类的情况还有很多，比如桂枝条引用范成大《桂海志》和陆佃《埤雅》，附子条引用《博物志》《广雅》，均取自《纲目》，可见《药征》十分重视对《本草纲目》学术思想的继承，也可以看出《本草纲目》对汉方医学的影响。

总 书 目

I

本　草

Ⅳ

V